다이어트
아카데미

다이어트
아카데미

ⓒ 남현정, 2023

초판 1쇄 발행 2023년 4월 6일

지은이   남현정
펴낸이   이기봉
편집   좋은땅 편집팀
펴낸곳   도서출판 좋은땅
주소   서울특별시 마포구 양화로12길 26 지월드빌딩 (서교동 395-7)
전화   02)374-8616~7
팩스   02)374-8614
이메일   gworldbook@naver.com
홈페이지   www.g-world.co.kr

ISBN   979-11-388-1792-9 (03510)

DIET ACADEMY

다이어트 아카데미

건강한 다이어트를 가르쳐 드립니다

남현정 지음

좋은땅

인사말

　다이어트 아카데미에 오신 여러분을 환영합니다. 저는 다이어트 멘토 남현정입니다.

　주변을 둘러보면 다이어트를 하는 사람들이 정말 많습니다. 현재 다이어트를 하고 있지 않더라도 '살 빼야 되는데'라는 말을 입에 달고 삽니다. 그만큼 살찐 사람들이 많다는 의미일 것입니다. 다이어트를 하려는 사람들은 쉽고 빠른 방법을 선호합니다. 많은 시간과 노력을 들이려고 하지 않습니다. 그래서 무리해서 빨리 빼고 쉽게 찌고를 반복하면서 힘들어하는지도 모르겠습니다.

　그런데 한 번 빼고 나면 다시 찌지 않는 다이어트가 있다면 어떨까요? 다이어트 후에 몸이 정말로 건강해지는 다이어트가 있다면요? 조금 시간이 걸리더라도, 조금 어렵더라도, 조금 더 노력해야 하더라도 배워야 하지 않을까요?

　여러분이 요요를 반복했던 다이어터라면 왜 살이 빠졌었는지, 그리고 왜 다시 쪘던 건지 그 이유를 반드시 알고 있어야 합니다. 지금까지 열심히 칼로리를 계산하고 식단 다이어리를 적었더라도 왜 그래야 했는지 깨달아야 합니다. 내 몸이 작동하는 원리를 배우고, 왜 건강한 음식을 꼬박꼬박 잘 챙겨 먹어야 하는지 이해해야 합니다.

다이어트 아카데미에서는 이 모든 내용을 체계적으로 가르쳐 드리겠습니다. 다이어트 아카데미의 전 과정을 마치면 지금까지 알고 있던 단편적인 지식과 상식들이 건강과 다이어트라는 주제로 일목요연하게 정리될 것입니다. 또한 배운 식단을 하나하나 실천해 보면서 점점 더 건강해지는 몸을 만날 수 있게 될 것입니다.

여러분이 레일 위를 달리는 기차라고 생각해 봅시다. 그 기차는 건강역과 질병역 사이의 어딘가에 있을 것입니다. 현재의 나는 어디쯤에 있나요? 건강역에 가까이 있습니까, 질병역에 가까이 있습니까? 또 어느 방향으로 달리고 있나요? 혹시 질병역 방향을 향해 천천히 혹은 빠르게 달리고 있지는 않습니까? 그렇다면 방향을 바꾸어야 합니다. 현재 건강역에서 얼마나 멀리 떨어져 있는지는 몰라도 반드시 건강역 방향을 향해 가야 합니다. 그럴 수 있도록 다이어트 아카데미에서 도와드릴 것입니다.

다이어트 아카데미는 건강, 다이어트, 식단, 유지, 이렇게 4과목으로 구성되어 있습니다. 그리고 각 과목마다 주제별 강의가 총 15회에 걸쳐 진행됩니다. 여러분이 하루 1강의씩만 익히고 이해한다면 단 15일 만에 셀프 다이어트 코치가 될 수 있습니다. 누구의 도움도 필요 없이 내 몸을 가장 잘 아는 내가 셀프 다이어트 코치가 되어 스스로 관리할 수 있게 되는 것입니다. 다이어트 아카데미에서 다이어트라는 숙제를 끝낼 수 있는 방법을 배워서 평생 건강체중을 유지하며 살아가기를 소망합니다.

강의 시작 전, 하고 싶은 이야기

❖ 나는 이래서 다이어트 멘토가 되었다

저는 다이어트 멘토입니다. 하지만 운동 전문가도 아니고, 의학이나 과학을 전공한 것도, 영양학을 전공한 것도 아닌 아주 평범한 50대의 일반인입니다. 그럼에도 불구하고 다이어트 책을 쓰겠다고 용기를 낸 건 아이러니하게도 제가 평범한 일반인이기 때문입니다. 서점에 가면 학문적인 깊이가 있는 전문인들의 책이 많지만, 솔직히 우리가 그 내용을 다 이해하기엔 어려움이 있는 것이 사실입니다. 반면 쉽게 읽히는 책들은 너무 상식적인 수준의 뻔한 이야기들이 대부분입니다. 저는 10여 년 동안 다이어트 코치 활동을 해 오면서 건강과 다이어트 분야에서 활동하는 의사 및 전문인들의 책을 많이 읽고 공부했습니다. 하지만 이런 저조차도 의학적, 과학적으로 깊이 있는 내용의 이론과 논문을 완벽하게 다 이해하기란 불가능했습니다. 그리고 공부를 하면서 실제 사례들에 적용해 보니 막상 다이어트에는 그렇게까지 깊은 전문지식이 필요한 것도 아니었습니다. 정말 알아야 할 몇 가지들만 제대로 공부하고 이해한다면 충분히 건강하고 날씬하게 살아갈 수 있습니다.

이 책에서는 지금까지 읽었던 책들과 여러 가지 경로를 통해서 공부한 내용들 중에서 건강한 다이어트를 원하는 우리가 꼭 알아야 할 기본적인 내용들을 정리했습니다.

제가 다이어트 코치가 될 수 있었던 건 제가 겪었던 많은 경험들 덕분입니다. 사실 저는 다이어트로 몸이 드라마틱하게 변화했던 적은 없습니다. 솔직히 말하자면 평생 거의 같은 체중(키 164센티미터, 체중 50킬로그램)을 유지하며 살고 있습니다. 그런 사람이 왜 다이어트 코치를? 하지만 이유가 있습니다. 아이러니하게도 저는 성인이 된 이후 지금까지 평생 다이어트를 지속하며 끊임없이 노력하고 있는 사람이기 때문입니다. 꽤 오랫동안 정말 필사적으로 전쟁처럼 다이어트를 하며 살았습니다. 20대 초반 원푸드 다이어트를 시작으로 이후에도 새롭게 유행하는 온갖 다이어트를 해 봤습니다. 살을 빼는 것에만 주력한 나머지 억지로 굶기를 반복하거나 식욕 억제제를 먹기도 했고, 폭식증에 시달린 적도 있었습니다. 지금 생각해 보면 날씬했지만 결코 건강하지는 않았던 몸이었습니다. 그럼에도 불구하고 그 당시에는 47킬로그램, 44사이즈에 대한 집착을 버리지 못했습니다. 그러다가 30대 후반에 아이 둘을 출산했는데 육아가 너무 힘에 부칠 정도로 체력이 떨어졌습니다. 집안일을 하고 아이를 돌보는 시간 외에는 무조건 소파에 누워야만 했습니다. 체력이 따라주질 않으니 꼿꼿한 자세를 유지하는 것조차도 어려웠기에 항상 구부정한 자세로 살았습니다. 그럼에도 불구하고 살찌는 것에 대한 공포가 너무 큰 나머지 끼니를 제대로 챙겨 먹지 않고 대충 때우는 식습관을 이어갔고, 특히 저녁밥은 건너뛰는 일이 잦았습니다. 20대와 30대를 그렇게 살았던 제가 오히려 50대가 된 지금은 나잇살 걱정 없이 하루 세끼 잘 챙겨 먹고도 살이 찌지 않는 사람이 되었습니다. 몸이 건강해지니 활동적인 에너지가 생기고 매사에 긍정적인 사람이 되었습니다. 그래서 저는 무엇보다 건강이 우선되어야 한다는 것을 강조합니다.

저는 지난 10여 년 동안 다이어트 코치 활동을 하면서 2천 명이 넘는 사람들을 만났고, 그들이 다이어트로 건강을 찾을 수 있도록 도왔습니다, 이젠 그 경험을 통해 몸뿐만 아니라 마음까지 건강해질 수 있게 돕고 싶은 마음에 자칭 다이어트 멘토가 되었습니다.

❖ 운동하기 싫었던 사람

건강하게 살기 위해서 운동이 반드시 필요하다는 것은 누구나 알고 있지만 운동을 정말 좋아해서 하는 사람은 많지 않은 것 같습니다. 너무 제 기준으로 생각했나요? 그렇습니다. 저는 운동을 매우 싫어합니다. 거의 10년 동안 요가를 해 오긴 했지만 일주일에 고작 두세 번 다니는 것이 전부였습니다. 그것도 꾸준히 지속하지 못해 중간 중간 쉬었다 다시 다니기를 반복했습니다. 그렇게 마지못해 억지로 운동했지만 언젠가는 좀 더 열심히 해야겠다고는 생각하고 있었습니다. 왜냐하면 근육이 적어서 체력이 부족하니 계단을 조금만 올라도 숨이 찼고, 급기야 여기저기 쑤시고 아프기 시작했기 때문입니다. 특히 자세가 나빠져서 생기는 목과 어깨의 통증은 고질병이었습니다. 여행을 할 때에도 조금 많이 걸었다 싶으면 발목이 아프고 종아리가 불타는 것처럼 화끈거리곤 했습니다. 날씬했지만 저질체력의 끝판 왕이었다고나 할까요. 몸을 지탱해 주는 근육의 힘이 약하니 그럴 수밖에 없었습니다. 남들이 볼 땐 부러운 몸이었지만 실상은 그럴듯한 껍데기뿐이었습니다.

막상 운동을 열심히 해 보자고 마음먹었지만 혼자서 꾸준하게 운동하기란 참 어려운 일이었습니다. 주변에서 운동 친구를 찾는 것도 쉽지 않아서 온라인상에서 함께 운동할 수 있는 사람들을 모았습니다. 건강 다이어트 밴드를 개설했고 저와 비슷한 생각을 가진 회원들과 매일매일 서로 격려하며 함께 운동하기 시작했습니다. 그렇게 2년여가 지난 지금의 저는 매일 운동을 하지 않으면 안 되는 사람이 되었습니다.

❖ 건강해지려는 노력이 바로 다이어트다

저는 제가 겪은 변화, 또 제가 도왔던 사람들이 경험한 좋은 변화들을 여러분 모두가 경험하길 진심으로 바랍니다. 건강 다이어트 밴드 활동을 하면서 새삼 알게 된 것이 있습니다. 다이어트라는 숙제를 끝내고 싶어 하는 사람은 너무나도 많은데, 1년이 지나도, 2년이 지나도 끝내지 못하는 사람 또한 많다는 사실입니다. 어느 순간 끝냈다고 생각했는데 또 다시 반복해야 하는 상황에 처한 사람도 많이 보았습니다. 게을러서도 아니고 열심히 하지 않아서도 아닙니다. 정말 열심히 운동하고 식단을 관리하는데 안타깝게도 전혀 해결이 되지 않습니다. 특히 40대, 50대에 접어든 사람들은 각종 질환으로 어려움을 겪고 있는 경우가 많기에 반드시 다이어트가 필요한데도 불구하고 말입니다. 그 평생의 숙제를 끝내지 못하고 힘들어하는 이유는 오로지 살만 빼려고 노력하기 때문입니다. 나름대로, 내 맘대로 하는 다이어트는 이제 그만해야 합니다.

다이어트를 하는 데 있어서 기본 중의 기본은 적게 먹고 많이 운동하기라는 것은 누구나 아는 상식입니다. 하지만 이미 살이 많이 찐 상태로 건강상의 문제가 생긴 사람이거나 40대 이후의 여성이라면 기본만 적용해서는 성공하기 어렵습니다. 오히려 건강을 해칠 수도 있습니다. 살을 빼는 것에만 집중하기보다는 건강을 되찾는 것에 먼저 집중해야 합니다. 그렇지 않으면 절대로 원하는 만큼 살이 빠지지 않습니다. 또한 빠른 노화를 자처하는 길이고 건강을 위협하는 일입니다. 다이어트의 목적은 무조건 건강에 두어야 합니다.

건강과 다이어트라는 두 마리 토끼를 잡는 것은 의외로 쉽습니다. 건강해지려고 노력하면 됩니다. 잘 먹고 효율적으로 운동하면서 건강 체중을 유지하는 방법이 있는데 일부러 고생할 필요는 없을 것입니다.

모든 사람들이 하나같이 날씬한 몸을 원하는 것은 아닙니다. 살이 찌면 좀 어떻습니까. 스스로 만족하면 그만이지 않을까요? 하지만 아프면서 오래만 사는 것이 아닌 건강하게 오래 살기 위해서 건강체중을 유지하는 것은 너무나도 중요합니다. 살 빼기를 원하지 않는 사람에게도 반드시 다이어트가 필요한 이유입니다. 일반적으로 다이어트를 하면 건강해진다고 말합니다. 물론 맞는 말입니다. 그런데 그 다이어트가 단순히 체중을 줄이는 것이라면 틀린 말이 될 수도 있습니다. 잘못된 방법으로 체중을 줄인다면 결코 건강해질 수 없기 때문입니다. 다이어트 아카데미를 통해 여러분의 관점이 바뀌었으면 좋겠습니다. 먼저 건강해지면 다이어트는 저절로 되는 것이라고 말입니다. 관점이 바뀌면 우리는 살을 빼려는 노력보다 건강해지려는 노력을 하게 될 것입니다. 그 이후에 다이어트라는 선물은 당연히 따라오게 될 것입니다.

❖ 우리가 셀프 다이어트 코치가 되어야 하는 이유

지난 10년 동안 다이어트를 통해 많은 사람들과 인연을 맺고 도움을 주면서 알게 된 사실이 있습니다. 같은 방법을 적용해도 각각 다른 과정을 겪게 되고 원하는 감량목표에 도달하기까지의 시간은 사람마다 다르다는 것입니다. 유전적인 요인부터 체질, 생활습관, 식습관 등이 똑같은 사람은 한 명도 없기 때문입니다. 그래서 자신의 몸은 자기 스스로 관리해야 합니다. 내 몸은 내가 가장 잘 아니까요. 어떤 음식을 먹으면 어떤 반응이 생기는지, 잠을 얼마나 자야 컨디션이 좋은지, 나의 몸에서 어디가 취약한지, 언제 식욕이 폭발하는지 등 나를 가장 잘 아는 것은 바로 나입니다. 그래서 우리 모두가 스스로 자기 몸의 다이어트 코치가 되어야 하는 것입니다. 몸에 대해, 건강의 원리에 대해 이해하고 자신에게 적용해 나가다 보면 평생 건강하게 사는 방법을 찾을 수 있습니다. 중간 중간 길을 잃더라도 다시 돌아올 수 있습니다. 그렇지 않으면 여러분이 접하는 수많은 광고의 유혹에 현혹되어 돈만 낭비할 뿐만 아니라 아무리 노력해도 요요의 쳇바퀴에서 빠져나올 수 없게 될지도 모릅니다. 다이어트 아카데미를 통해 여러분 스스로가 지혜로운 내 몸 전담 다이어트 코치가 되길 바랍니다.

❖ 다이어트가 주는 선물

건강해지고 체형이 바뀌고 컨디션이 좋아지면 많은 분들이 놀라곤 합니다. '나에게도 이런 에너지가 있었어?'라고 말입니다. 또한 긍정적인 생각과 의욕이 넘치게 됩니다. 새로운 것에 도전하고 싶은 열정이 마구 샘솟기도 합니다. 그래서 저는 감히 말합니다. 다이어트는 인생을 바꾸는 기적 같은 마법이라고. 다이어트는 치유입니다. 다이어트는 자신을 사랑하고 온전히 자신에게 집중하는 과정입니다. 그 과정을 통해 방치해 왔던 스스로를 돌보고 아끼고 사랑하게 됩니다. 무엇이든 할 수 있다는 자신감이 생기고 인생을 새롭게 바라보게 될 것입니다. 몸이 건강해지는 것은 물론이고 하루하루가 행복해집니다. 이 모든 것들이 다이어트가 주는 진짜 선물이 아닐까요?

* 다이어트 아카데미 1기 이*경(50세)

다이어트 강의인가? 과학 강의인가?

　다이어트를 귀동냥으로 깨작깨작 몇 번 따라 해 봤던 나는 지인의 소개로 큰 의지 없이 강의를 듣게 되었다. 코로나로 집콕 상황에서 줌(ZOOM)으로 하는 온라인 강의라서 부담 없이 참가했다. 그런데 다이어트는 일단 배고픔과의 싸움이라는 나의 어설프고 무식한 인식을 바꿔 주었다. 먹으란다, 가능하면 몸에 좋은 것으로 대체해서 먹으란다. 소위 가방끈 좀 길다 하는 사람들에겐 어지간한 소리는 잔소리로 들릴 판인데, 다이어트 아카데미는 몸의 원리를 조곤조곤 설명하니 스물스물 새겨진다. 귀가 얇아서가 아니다. 설득이 되는 거였다. 그간 점심에 다이어트 도시락을 자주 쟁여 놓고 먹던 나에게 매우 충격적인 이야기였다. 편하게 한식으로 단백질, 생선, 나물, 야채류를 먼저 먹고 나머지를 먹으면 자연스레 건강식단이 된다는 눈치가 생겼고, 마음이 한결 편안하고 안심이 되었다. 좋은 재료를 고르고 비교하고, 영양정보를 보고, 음식의 영양 밸런스를 맞춰 가며 오늘은 무엇을 먹을지 고르는 설렘이 생겼다.

* 다이어트 아카데미 1기 장*정(51세)

유방암 수술과 방사선 치료, 호르몬 치료를 받고 있던 저는 불어나는 뱃살을 빼기 위해 운동을 굉장히 많이 했어요. 그래도 요지부동인 뱃살이 문제였습니다.

우연히 SNS로 알게 된 남현정 멘토님의 다이어트 아카데미에 참가했는데, 건강하면 살은 저절로 빠진다는 말은 30년 다이어트 인생의 전환점이었습니다. '일단 들어나 보자'라는 마음으로 들었던 강의는 진짜 충격 그 자체였습니다. 일반인인 저의 눈높이에 딱 맞춘 설명과 과학적인 근거, 그리고 증명된 사례들은 보았고, 따라하지 않을 이유가 없었습니다. 인생 후반부 50년을 건강수명으로 설계해 준 다이어트 아카데미, 고맙습니다.

* 다이어트 아카데미 3기 윤*우(38세)

20대에는 살이 찌더라도 한동안 굶으면 쉽게 빠졌습니다. 그런데 출산을 하고 나니 몸이 달라졌어요. 일단 출산 전 했던 방법으로 무작정 굶으며 다이어트를 했는데, 기운만 빠지고 살은 안 빠지는 모습에 유명하다는 한약 다이어트에 도전했습니다. 그때 체중은 많이 빠졌지만 정말 기력이 없어서 아이를 안아 주지도 못하고 누워만 있어야 했습니다. 그때는 체중이 줄어들면 성공이라 생각했고, 체형이나 건강이 망가지는 것을 볼 수 있는 눈도 없었고, 가르쳐 주는 사람도 없었습니다.

그런데 다이어트 아카데미에서는 감량이 아닌 건강에 기반을 두고, 체형의 변화와 유지에 대해 이야기했습니다. 음식을 제한하는 것이 아니라 가려 먹는 것을 가르쳐 주니 억지로 모든 음식을 참지 않아도 되었습니다. 최상의 컨디션으로 건강해지는 방법을 따라 하니 다이어트를 하고 있지만 오히려 활력이 넘치게 되었습니다. 체력이 좋아지면 마음도 긍정적이 되는 것 같습니다. 아이들과 함께 운동하는 취미도 갖게 되었습니다. 지금은 제 몸을 스스로 잘 아는 것 같습니다. 이제야 내 몸을 통제할 수 있게 된 것 같아요.

＊다이어트 아카데미 5기 김＊은(39세)

20대에는 아무리 먹어도 살이 안 찌는 체질이었어요. 그래서 평생 안 찔 줄 알았는데 30대가 되니 뱃살 때문에 고민하고 있는 저를 발견하게 되었습니다. 하지만 날씬한 편이었기에 굳이 다이어트를 하려고 하지는 않았습니다. 그러다가 다이어트 아카데미를 알게 되었는데, 그동안 몰랐던 많은 정보들을 듣고 배울 수 있었습니다. 날씬한 몸이라도 컨디션과 피부가 좋지 않다면 결코 건강한 몸이 아니라는 말에 건강을 위해 다이어트를 하게 되었습니다. 몸의 원리에 대해 알게 되고 관리하는 방법을 알게 되니 다이어트를 하는 중에도 전혀 어렵지 않았어요. 오히려 너무 쉽다는 생각이 들 정도였습니다. 이젠 스스로 잘 관리하며 복근 있는 여자로 살고 있습니다.

* 다이어트 아카데미 6기 허*안(39세)

출산 후 모유 수유하는 1년 동안은 정말 살이 잘 빠졌습니다. 이젠 출산 전의 몸매로 돌아가는구나 싶었는데, 독박 육아와 스트레스로 몸이 다 망가졌는지 적게 먹어도 살이 쪘습니다. 결국 76킬로그램까지 체중이 늘어나게 되었습니다. 스트레스는 더 심해졌고, 그 상황을 벗어나기 위해 온갖 다이어트를 다 시도했고 때로는 성공하기도 했습니다. 하지만 5킬로그램을 빼면 8킬로그램이 다시 찌고, 10킬로그램을 빼면 15킬로그램이 더 늘어났습니다. 그러던 중에 마지막으로 만난 것이 다이어트 아카데미였습니다. 다시 살이 쪘던 이유가 많이 먹어서가 아니라는 것을 알게 되었고, 건강하게 먹어야 한다는 것을 알게 되었습니다. 멘토님에게 배운 식단과 관리법은 기존 다이어트 상식을 깨뜨려 주었고 다이어트에 성공한 이후 지금도 잘 적용하면서 건강하고 날씬하게 살고 있습니다.

목차

제1과 | 건강

제2과 | 다이어트

제3과 │ 식단

제4과 │ 유지

제1과

건강

제가 1과를 시작하면서 가장 먼저 던지는 질문이 있습니다. "살은 왜 찌는 걸까요?" 대부분의 사람들은 망설임 없이 이렇게 답합니다. "많이 먹고 운동을 안 해서요." 맞습니다. 섭취 칼로리가 소비 칼로리보다 많으면 살이 찌는 것이 당연합니다. 이어서 다음 질문을 던집니다. "과연 적게 먹고 운동한다고 살이 빠질까요?" 두 번째 질문에는 즉각적인 대답이 나오지 않습니다. 지금 이 책을 읽고 있는 여러분도 갸우뚱하고 있을지도 모릅니다. 얼핏 보면 맞는 이야기 같지만 적게 먹고 있음에도 불구하고 살이 빠지지 않고 있거나, 먹는 양을 더 이상 줄이기는 어렵다고 느낄 수도 있을 것입니다. 또 분명 운동을 하는 것 같은데 기대만큼 빨리 빠지지 않아서 고민일 수도 있을 테니까요. 한편 과거에 칼로리만 제한했던 다이어트로 살을 빼 본 사람이라면 이렇게 생각할 수도 있을 것 같습니다. 그때는 맞고 지금은 아니라고. 예전엔 이삼일만 적게 먹어도 쭉쭉 빠지던 체중이 이젠 변화가 없으니까요.

　다음으로 "건강한 다이어트는 무엇이라고 생각하시나요?" 하고 질문을 던지면 많이 하는 대답 중의 하나는 '운동으로 살 빼기'입니다. 그런 생각들이 전혀 하지 않던 운동을 시작하게 하거나, 평소에 하던 것보다 더 강도를 높여 그야말로 빡세게 운동하게 만듭니다. 그래서 건강하게 살을 빼야겠다고 결심하면 군대 가는 심정으로 헬스장 PT부터 등록합니다. 물론 건강한 다이어트를 위해 운동을 무시할 수는 없지만 더 중요한 것은 음식입니다. 나쁜 음식을 끊어 내고 좋은 음식을 제때에 잘 챙겨 먹는 것이 가장 먼저입니다. 그래야만 운동의 효과도 커질 수 있습니다.

　여러분이 만약 지금 당장 다이어트를 시작하고 싶은 마음에 이 책을 읽기 시작했다면 일단 끝까지 읽은 후에 시작하기를 권합니다. 하루라도 빨리 시작하고 싶겠지만 이번만큼은 달라야 하니까요. 여러분이 다이어트를 시작하기 전에 반드시 알아야 할 내용들이 있습니다.

건강이란?

대부분의 사람들은 건강한 다이어트를 하고 싶어 합니다. 그런데 진짜 건강하다는 것이 어떤 것인지는 깊이 생각해 보지 않는 것 같습니다. 그래서 1강에서는 우리가 막연하게 생각하는 건강이 아니라 진짜 건강에 대해 정리하는 시간을 가지려고 합니다. 1강의 내용을 읽으면서 나의 건강을 점검해 보는 시간이 되었으면 합니다.

건강하다는 것은?

우리는 누구나 건강하기를 원합니다. 건강하다는 것의 의미는 무엇일까요? 질병이 없는 상태를 건강하다고 볼 수 있을까요? 세계보건기구(WHO)에 의하면 건강이란 단순히 질병이 없는 상태가 아니라 신체적, 정신적, 사회적, 영적으로 온전한 상태를 말한다고 정의하고 있습니다.

이 기준으로 볼 때 여러분은 건강하십니까? 자신 있게 그렇다고 말할 수 있는 사람은 그리 많지 않을 것입니다. 그래서 그 부족함을 채우기 위해 사람들은 끊임없이 건강에 관심을 갖고 노력하는 것이 아닐까요? 100세 시대를 살면서 건강에 대한 관심이 점차 커져 왔지만 최근에 더 증폭된 데에는 대중매체의 영향이 작지 않습니다. TV를 틀면 각 방송사마다 하나같이 건강에 관한 프로그램들이 방송되고 있습니다. 하지만 조금 보다 보면 대부분이 정보 전달을 표방한 마케팅 프로그램이란 걸 알게 됩니다. 방송을 보다가 채널을 돌리면 이웃 홈쇼핑 채널에서는 그 방송에 소개되는 제품을 어김없이 팔고 있으니까요. 저처럼 귀가 얇은 사람들의 지갑을 열게 하기 위해 아주 솔깃한 내용들로 유혹합니다. 가만히 듣다 보면 이 말도 저 말도 맞는 것 같고, 모든 제품이 나에게 당장 필요해 보입니다. 그 순간 휴대전화를 붙잡고 주문을 하고 있는 나를 발견하게 됩니다. 지금부터 우리는 더 이상 호갱님이 되지 않고 불필요한 정보를 걸러내기 위해 나에게 진짜 필요한 것이 무엇인지 반드시 알아야 합니다.

건강의 첫째 조건
- 적정체중

건강의 시작은 무조건 다이어트부터라고 말하고 싶습니다. 적정체중을 유지하는 것은 건강에 있어서 첫 번째로 중요합니다. 별다른 노력

없이도 적정체중이 유지되고 있다면 건강하다는 것의 반증이기도 합니다. 그래서 건강과 다이어트는 같은 말이라고 봐도 무방합니다. 정상적인 신진대사가 이루어지고 있다는 뜻이기 때문입니다. 신진대사란 내가 먹는 음식이 에너지로 바뀌어 몸에서 쓰이는 것입니다. 먹은 만큼 다 소비하고 내 몸이 필요한 만큼만 식욕이 생기는 것, 몸이 알아서 에너지를 조절하고 있는 상태, 그게 바로 건강한 신진대사입니다.

우리 몸의 신진대사는 기초 대사, 소화 대사, 활동 대사로 나눌 수 있습니다. (기초 대사는 엄밀히 말하면 휴식 대사이지만 이 책에서는 우리에게 익숙한 표현인 기초 대사로 사용하겠습니다.) 기초 대사는 하루 종일 아무것도 하지 않고 숨만 쉬어도 사용되는 에너지를 말합니다. 의식적인 활동을 하지 않아도 몸의 장기를 비롯해 여러 기관들은 계속 움직이고 있는데, 그에 따른 에너지가 필요하게 됩니다. 근육의 양이 많을수록 기초 대사가 높아지는데 우리 몸의 기관들 대부분이 근육으로 이루어져 있기 때문입니다. 기초 대사 과정에서 각 기관마다 쓰이는 에너지는 대략적으로 간에서 27퍼센트, 뇌에서 19퍼센트, 심장에서 7퍼센트, 콩팥에서 10퍼센트, 골격근에서 18퍼센트, 그 외의 기관들에서 19퍼센트 정도입니다. 소화 대사는 섭취한 음식물을 소화시킬 때 이뤄지는데 물을 많이 마시면 대사량도 조금 올라갑니다. 다이어트를 할 때 기본적으로 물을 열심히 마셔야 하는 이유 중 하나이기도 합니다. 활동 대사는 몸을 움직일 때 에너지가 소모되는 것입니다. 그래서 덩치가 크고 골격근량이 많을수록 활동 대사량도 늘어나게 됩니다. 근육 부자들이 살이 쉽게 찌지 않는 이유입니다. 골격근이란 장기의 근육을 제외하고 뼈에 붙어 있는 근육으로 우리 몸을 움직이게 만드는 근육을 말합니다. 정상적인 신진대사가 이루어지게 되면 우리가 먹은 음식들이 모두 에너지로 전환되어 사용됩니다. 남는 에너지가 없기 때문에 지방으로 쌓일 것이 없게 되고 당연히 적정체중을 유지할 수 있습니다. 건강하게 적정체중을 유지하기 위해서는 기본적인 5가지 기준을 충족시켜야 합니다.

건강의 다섯 가지 기준

1. 영양

우리가 잘 알고 있듯이 탄수화물, 단백질, 지방, 비타민, 미네랄을 5대 영양소라고 합니다. 여기에 식이섬유와 물을 더하면 우리 몸에 꼭 필요한 일곱 가지 요소가 됩니다. 상식적으로 모든 영양소는 고루고루 균형 있게 잘 섭취해야 합니다. 우리는 이미 너무 잘 알고 있습니다. 그럼에도 불구하고 영양소의 균형을 맞춰서 먹는다는 것이 말처럼 쉬운 일은 아닙니다. 세상에는 미각을 자극하는 맛있는 음식이 너무나도 많기 때문입니다. 특히 달달하고 영롱한 탄수화물의 유혹을 뿌리치기란 참으로 어렵습니다. 정신을 놓고 그 달콤함을 만끽하다 보면 영양소의 균형은 와장창 깨지기 일쑤입니다. 어느새 뱃살이 손에 잡히는 우울한 상황을 마주하게 됩니다. 그 이유는 열량을 내는 탄수화물, 단백질, 지방은 넘쳐나는 반면 원활한 신진대사를 위해서 반드시 필요한 비타민, 미네랄이 부족하기 때문입니다. 그래서 비만의 원인 중 하나로 영양 과다가 아닌 영양소 결핍을 꼽습니다. 태워야 할 땔감은 많은데 그것을 태울 불쏘시개가 부족해서 불씨는 자꾸 꺼지고 땔감이 계속쌓이는 상황을 상상해 보면 이해가 쉽습니다. 비타민, 미네랄 같은 미량영양소의 결핍으로 인해 발생하는 심한 영양 불균형은 땔감인 지방이 계속해서 몸에 쌓이게 만듭니다. 이때 우리 몸은 땔감을 쌓아 두지않고 태우기 위해 불쏘시개인 비타민, 미네랄이 부족하다는 신호를 보냅니다. 이 신호는 배고픔이란 느낌으로 나타나는데, 영양소 부족 신호를 단순한 배고픔으로 잘못 이해한 우리는 비타민, 미네랄을 먹지않고 또다시 열량만을 내는 탄수화물, 단백질, 지방을 먹습니다. 불씨를 달라는데 땔감을 더 넣어 주는 형국이 되는 것입니다. 그렇게 영양소의 불균형은 점점 더 심해지고 지방은 더 쌓이게 됩니다.

그래서 우리는 몸에 영양소를 고루 채우는 식생활을 해야 합니다. 매 끼니 탄수화물, 단백질, 지방, 비타민, 미네랄이 고루 함유된 식사를 하려고 노력해야 합니다. 너무 당연한 이야기인가요? 하지만 놀랍게도 이런 상식적인 것을 실천하는 사람은 많지 않습니다. 어쩌면 실천하기 어렵다고 하는 편이 더 정확할 것입니다. 바쁜 현대인들이 매끼 7첩 반상을 차려 먹을 수는 없으니까요. 그래서 비만인구는 갈수록 증가하고 있는 것입니다.

어렵다고 건강을 포기할 수는 없습니다. 영양소를 잘 섭취할 수 있는 방법을 찾아야 합니다. 비타민과 미네랄은 우리 몸에서 자동으로 생성되는 것도 있지만 반드시 음식으로 먹어야 하는 것들도 있습니다. 비타민은 주로 과일과 채소를 통해서 섭취하게 되는데, 토양의 오염, 화학비료 사용, 공기 오염, 품종 개량 등의 이유로 그 함유량이 많이 줄어들었기에 음식만으로 섭취하기에는 무리가 있는 것도 사실입니다. 음식만으로 매일 필요한 영양소를 채울 수 없기 때문에 종합영양제와 같은 적절한 보조제를 활용하는 것을 추천합니다. 밥만 잘 먹으면 영양제는 필요 없다고 말하는 사람들도 있지만 많은 연구들을 통해 도움이 된다고 밝혀지고 있습니다. 물론 선택의 문제입니다만 제가 영양제를 추천하는 이유는 훨씬 경제적이면서 간편하고 균형 있게 영양소를 섭취할 수 있기 때문입니다. 또한 영양소를 고루 섭취하기 위해 몸에 좋은 음식을 찾아 이것저것 많이 먹다 보면 과도한 칼로리도 함께 따라오게 되어 다이어트에 도움이 되지는 않기 때문입니다.

영양제를 고를 때는 너무 저가의 제품은 피하는 것이 좋습니다. 상식적으로 생각해 봐도 싸고 좋은 품질의 제품을 손해 보고 만들어 주는 회사는 없을 테니까요. 그렇다고 무조건 비싼 제품을 선택하라는 것은 아닙니다. 요즘은 정보를 투명하게 공개하는 회사들도 많이 있어서 조금만 살펴보면 합리적인 가격의 좋은 제품을 쉽게 찾을 수 있습니다. 비타민과 미네랄은 몸을 해독하는 과정에서도 절대적으로 필요한데, 해독에 관한 이야기는 중요하기 때문에 4강에서 자세히 다루겠습니다.

2. 면역

우리 몸을 스스로 지켜내는 힘, 면역! 똑같은 환경에서도 어떤 사람은 감기에 잘 걸리고 어떤 사람은 그렇지 않은 경우를 볼 수 있습니다. 또한 감기에 걸려도 빨리 낫는 사람이 있는가 하면 오랜 시간 고생하는 사람들이 있기도 합니다. 여러분은 어떤가요? 저는 전자였다가 후자가 된 경우입니다. 결혼 전까지만 하더라도 해마다 유행하는 감기란 감기는 저를 그냥 지나친 적이 없었습니다. 게다가 저를 지긋지긋하게 괴롭힌 질병이 있었으니 방광염이라는 녀석이었습니다. 아마 걸려 본 사람이라면 공감하실 거라 생각합니다. 살짝 민망한 질환인데다가 그 증상도 정말 괴롭기 그지없다는 것을요. 조금만 피곤하다 싶으면 시도 때도 없이 걸리는 통에 회사 앞 비뇨기과의 단골 환자였습니다. 이런 바이러스성 질환과 염증성 질환들에는 반드시 따라오는 약이 있는데 바로 항생제입니다. 지금은 항생제 남용에 대한 경각심이 많이 생겼지만 불과 몇 년 전까지만 하더라도 거리낌 없이 사용하곤 했습니다. 항생제가 몸의 면역체계에 얼마나 안 좋은 영향을 미치는지 잘 모르고 말입니다. 물론 지금도 과하게 사용되는 경우가 없는 것은 아닙니다. 결국 면역이 좋지 않아 병에 걸리고, 그 증상을 빨리 없애기 위해 사용된 항생제와 기타 다른 약들로 인해서 면역기능이 더 악화되는 악순환이 계속 이어지게 됩니다.

시대가 바뀜에 따라 건강한 몸을 유지하기 위해 스스로 몸을 지켜

내는 면역에 대한 관심이 커지고 있고, 전 세계가 코로나 바이러스 (COVID19)의 직격탄을 맞은 이후 그 중요성이 더 부각되고 있습니다. 어떻게 하면 우리 몸의 면역을 잘 유지할 수 있을까요? 그 비밀은 장에 있습니다. 장이 건강해야 정상적인 면역 시스템을 유지할 수 있습니다. 장을 건강하게 하려면 장에서 살고 있는 미생물인 마이크로바이옴이 활발하게 활동할 수 있도록 장내 환경을 만들어 주어야 합니다. 이 내용도 충분히 이해해야 하니 5강에서 자세히 다룰 예정입니다.

3. 수면

'잠이 보약이다.'라는 말은 많이 들어 보았을 것입니다. 거기에 한마디 더 보태고 싶습니다. '잠은 다이어트 약이다.'라고 말입니다. 건강에 좋은 것은 당연히 다이어트에도 좋습니다. 건강해지는 것과 다이어트는 같은 말이니까요. 과거에는 잠을 많이 자면 게으른 사람으로 취급받기 일쑤였습니다. 특히 먹자마자 눕는다면 말해 무엇 했겠습니까. 하지만 지금은 인식이 완전히 바뀌고 있습니다. 잠은 건강에 투자하는 시간이며 충전하는 시간이라고 말입니다. 그 이유는 우리가 잠을 자는 동안 성장 호르몬이 분비되고 해독이 이루어져 세포가 회복되기 때문입니다. 우리 몸이 휴대폰이라면 자는 시간은 충전기에 꽂아 놓은 상태라고 생각하면 이해가 쉽습니다. 덜 충전된 전화기는 빨리 방전되듯이 우리 몸도 수면이 부족하면 제대로 기능할 수 없습니다. 그래서 충분한 수면을 취해 주는 것은 건강에 매우 중요합니다.

수면은 하루에 몇 시간이 적당할까요? 수면의 질에 따라 다를 수 있지만 최소 6시간 이상은 자는 것이 좋습니다. 다이어트 기간에는 가능하다면 8시간을 권장합니다. 잠이 부족하면 스트레스 호르몬이 증가하게 되고, 스트레스 호르몬은 우리의 식욕을 증가시키게 됩니다. 식욕을 컨트롤하는 렙틴 호르몬도 잘 자야만 충분히 분비됩니다. 또한 자는 동안 체지방이 분해되기 때문에 충분한 수면을 다이어트 약이라고 한 것입니다. 수면 시간과 더불어 언제 자는지도 중요합니다. 우리 몸에서 성장 호르몬 분비가 가장 왕성한 시간인 밤 10시에서 12시 사이에 잠자리에 드는 것이 좋습니다. 성장 호르몬은 자라나는 아이들에게만 필요한 것은 아닙니다. 다이어트에는 여러 가지 호르몬의 작용이 매우 중요한데 수면과 깊은 상관관계가 있습니다.

수면 시간과 더불어 수면의 질도 생각해 보아야 합니다. 숙면을 하면 짧은 시간을 자더라도 몸이 개운한 것을 느낄 수 있습니다. 숙면을 하기 위해서는 먼저 자기 전에 먹는 습관을 버려야 합니다. 공복 상태에서 질 좋은 숙면이 이루어질 수 있기 때문입니다. 또한 수면 환경도 중요합니다. 자기 전에 스마트 폰을 보는 사람이 정말 많습니다. 빛은 우리의 뇌를 깨우기 때문에 잠자리에 누워서는 가능하면 스마트폰을 멀리하는 것이 좋겠습니다. 최근에는 잘 자기 위한 산업들이 빠르게 성장하는 것을 볼 수 있는데 베개, 이불, 아로마 요법, 안마의자, 수면카페, 수면캡슐 등 그 분야도 다양합니다. 잘 자기 위해 지갑을 여는 사람들이 많아지고 있다는 이야기인데, 다시 말하면 그만큼 잠을 못자는 사람들이 많다는 반증일 것입니다. 건강하려면 좋은 수면을 하기 위한 나만의 방법을 찾아야 합니다.

4. 스트레스

만병의 근원은 스트레스라는 말이 있을 정도로 스트레스와 건강은 밀접한 관련이 있습니다. 스트레스는 급성 스트레스와 만성 스트레스로 나뉘는데, 그중 알게 모르게 나를 괴롭히는 만성 스트레스는 외면하지 말고 적극적으로 해결해야 합니다. 왜냐하면 스트레스는 면역을 저하시키고 불면증, 당뇨, 고혈압, 비만, 감염 등을 비롯해서 심하면 암까지 유발할 수 있기 때문입니다. 정신신체증이라는 병명을 들어 보셨나요? 정신적인 문제가 심해지면 신체적인 증상으로까지 나타나는 현상입니다. 극도의 스트레스를 받으면 몸이 아팠던 경험이 누구나 있을 것입니다. 신체적 건강만큼 정신적인 건강도 매우 중요한 이유입니다.

저는 출산 후 아이를 키우면서 산후 우울증으로 소아정신과 상담을 열심히 다녔던 경험이 있습니다. 아이뿐만 아니라 저도 좋은 변화를 겪었기에 그 뒤로 많은 분들에게 적극적으로 권하기도 합니다. 이제 정신의학과는 더 이상 숨어서 다녀야 하는 곳은 아니니까요. 만성 스트레스는 병원뿐만 아니라 상담전문가를 통해 적극적으로 해결하는 것이 좋습니다. 다행히도 최근에 오은영 박사님이 방송에서 많은 활약을 해 주어서 마음의 병을 치료하는 것이 중요하게 받아들여지고 있는 듯합니다. 참 고마운 일입니다. 평소 스트레스를 많이 받고 있다면 이를 해결하기 위해 적극적으로 노력해야 합니다.

5. 운동

건강하게 살기 위해서 규칙적이고 적당한 운동이 중요하다는 것에는 모두 동의할 것입니다. 놀랍게도 운동은 단순히 신체의 건강만 지켜 주는 것이 아니라 정신적인 건강도 지켜 줍니다. 하버드 대학의 존 레이티 교수의 저서 《운동화를 신은 뇌》라는 책에서는 신체적인 활동이 우리 뇌에 어떤 영향을 주는지에 대해서 서술하고 있습니다. 아이들의 학습 능력을 향상시킬 뿐만 아니라 우울증과 중독증까지도 개선시킬 수 있다는 것입니다. 운동이 주는 놀라운 효과들은 우리가 상상하는 것 이상입니다.

다이어트를 결심하면 살을 빼기 위한 목적만으로 헬스장에 등록하고, 평소에 안 하던 격한 운동을 일정 기간 열심히 하고 나서 체중 감량목표에 도달하고 나면 운동을 그만두는 경우가 있습니다. 이 경우 운동을 즐기기보다는 억지로 했을 확률이 높을 것입니다. 그래서 지속하기가 힘들게 됩니다. 우리는 운동선수가 아니기 때문에 일상생활에서 높은 운동 강도를 유지하는 것은 당연히 어렵습니다. 그래서 운동

습관을 들이려면 단기간만 강도 높은 운동을 하고 그만두기보다는 생활 속에서 활동량을 늘리고 쉽게 즐길 수 있는 운동을 찾아내는 것이 중요합니다.

코로나 이후 홈 트레이닝을 선호하는 홈트족들이 많아졌습니다. 저도 그중 한 명인데, 코로나 이전에는 요가원을 다녔지만 이젠 집에서 유튜브의 요가와 홈트 영상을 활용합니다. 내가 원하는 시간에 언제든지 할 수 있어서 편할 뿐만 아니라 다양한 운동들을 경험해 볼 수 있습니다. 집에는 실내 바이크와 더불어 덤벨, 밴드, 케틀벨, 폼롤러 등등 운동 소도구들이 하나씩 늘어나고 있습니다. 요즘은 온라인으로 여러 명을 연결해서 대화하며 함께 탈 수 있는 형식의 실내바이크를 타는데 혼자 운동하기 어려운 분들에게 안성맞춤입니다. 아무래도 혼자 하는 것보다 더 열심히, 더 즐겁게 운동하게 되니까요. 주변에 함께 운동할 친구가 없다면 온라인을 통해 운동을 인증하고 서로 공유하는 방법도 있습니다. 서로 다른 공간과 시간이지만 충분히 함께 운동하는 기분을 느낄 수 있습니다. 온라인으로 부족하다면 오프라인 동호회도 좋습니다. 저는 주말이면 동네 공원에서 함께 달리는 모임도 만들었는데 온라인과는 또 다른 재미가 있습니다. 만약 운동 습관들이는 것이 어렵다고 생각한다면 혼자 하지 마세요. 서로 응원하고 함께해 줄 사람들이 있는 곳은 마음만 먹으면 쉽게 찾을 수 있습니다.

이상으로 건강하기 위해 우리가 중점을 두어야 하는 다섯 가지 기준을 이야기했습니다. 이 다섯 가지 기준은 미국의 기능의학자 닥터조가 그의 저서 《환자혁명》에서 말한 기준에 대한 저의 생각을 서술한 것입니다. 저 또한 공감하는 기준이기에 이 책에서 언급했습니다. 물론 세세하게 들어간다면 더 많은 조건들이 필요하지만 위에 언급한 다섯 가지만이라도 일상생활에서 기억하고 유념한다면 훨씬 건강한 삶을 살 수 있게 될 것입니다.

 제1강 **핵심정리**

1. 건강이란 신체적, 정신적, 사회적, 영적으로 온전한 상태를 의미한다.
2. 건강의 첫 번째 전제조건은 적정체중이다.
3. 건강의 5가지 기준- 영양/면역/수면/스트레스/운동

 제1강 **실천과제**

1. 건강의 5가지 기준에 대한 나의 점수 매겨 보기(각 기준당 10점 만점)
2. 가장 노력해야 할 부분이 어디인지 생각해 보기

호르몬을 알아야
다이어트가 쉬워진다

　여러분이 건강의 첫째 조건인 적정체중을 벗어나 있고, 그 기준이 되는 다섯 가지 항목에 높은 점수를 줄 수 없다면 가장 먼저 호르몬에 대해 알아야 합니다. 호르몬은 우리 몸에서 만들어져서 거의 모든 생명현상에 관여한다고 해도 과언이 아닙니다. 소화, 대사, 호흡, 조직기능, 감각인지, 수면, 배설, 스트레스, 성장과 발달, 운동, 생식, 감정 등 관여하지 않는 곳이 거의 없습니다. 그래서 건강을 유지하려면 호르몬이 잘 작동될 수 있는 몸의 환경을 만들어 주는 것이 필요합니다. 2강에서는 꼭 알아야 할 다이어트 관련 호르몬에 대해 살펴보겠습니다.

　식욕을 조절하는 호르몬
　- 그렐린과 렙틴

　사람은 모두 태어날 때부터 시계를 하나씩 가지고 있습니다. 일정한 시간이 되면 꼬르륵 하고 울리는 배꼽시계가 바로 그것입니다. 그 배꼽시계를 울리게 만드는 것이 바로 그렐린 호르몬입니다. 위장이 비게 되면 그렐린이 분비되어 뇌에 신호를 보내게 되고 우리는 식욕을 느끼게 되는 것입니다. 다시 말해 그렐린은 식욕 유발 호르몬입니다. 그렐린의 작용에 따라 공복일 때 배고픔을 느끼게 되고 위장이 음식물로 차게 되면 배고픔이 사라집니다.

이때 렙틴이 분비되어 포만감을 느끼게 되고, 뇌는 그만 먹으라는 신호를 보내게 됩니다. 그래서 렙틴은 식욕 억제 호르몬입니다. 렙틴 호르몬은 지방조직에서 분비되는 것으로, 우리 몸이 필요한 만큼 체지방을 일정하게 유지할 수 있게 만들어 줍니다. 체내 에너지가 부족해져서 저장된 체지방의 양이 줄어들 것 같으면 렙틴 분비를 줄여 식욕을 일으키고, 음식을 먹어서 에너지가 충분해지면 렙틴 분비를 늘려서 더 이상 체지방이 늘어나지 않을 수 있게 식욕을 멈추게 합니다. 다시 말해 딱 필요한 만큼 먹게 만들어서 살이 찌지 않도록 막아 주는 호르몬이 렙틴입니다. 렙틴이 정상적으로 작용하면 아무리 맛있는 음식이 눈앞에 있더라도 배부름을 느꼈을 때 젓가락을 내려놓을 수 있게 됩니다.

아기에게 분유를 먹여 본 경험이 있는 사람은 렙틴의 힘이 얼마나 강력한지 경험해 보았을 것입니다. 렙틴 호르몬이 매우 건강하게 작용하는 아기들은 분유가 조금이라도 부족하면 더 달라고 울어대지만 배가 부른 순간 한 방울도 더 먹지 않고 젖병을 밀어냅니다. 남은 분유가 아까운 마음에 엄마가 아무리 더 먹이려고 애써도 절대 먹지 않습니다.

렙틴은 이런 방식으로 식욕을 조절함으로써 우리 몸이 필요로 하는 만큼만 음식을 섭취하게 하고 적정 체지방을 유지하게 만들어 줍니다.

혈당을 조절하는 호르몬
- 인슐린과 글루카곤

인슐린은 누구나 한 번쯤 들어 본 익숙한 호르몬입니다. 당뇨병 환자들이 흔해졌고 치료를 위해서 인슐린이 사용되기도 하니까요. 당뇨병에 인슐린을 사용하는 이유는 혈당을 조절하는 기능 때문입니다. 우리가 섭취한 탄수화물 음식이 분해되어 포도당으로 잘게 쪼개지면 혈액 내의 혈당이 올라가게 되는데, 이때 췌장에서 분비된 인슐린이 포도당을 세포 안으로 넣어 주고 혈당을 정상으로 낮추게 됩니다. 그리고 세포는 포도당을 연료로 에너지를 만들어 내서 우리가 활동할 수 있게 해 줍니다. 이 과정에서 당장 필요한 만큼 에너지를 만들고 남은 포도당은 간과 근육에 글리코겐의 형태로 저장되거나 지방세포에 저장되게 됩니다. 그래서 혈당 조절 호르몬인 인슐린의 다른 이름은 지방저장 호르몬입니다.

글리코겐은 포도당이 간과 근육에 일시적으로 저장된 형태인데 냉장고의 냉장실에 넣어 놓은 음식과 같이 필요할 때 바로바로 꺼내 쓸 수 있습니다. 냉장실을 열어서 글리코겐을 꺼낼 수 있는 열쇠가 되는 호르몬이 글루카곤입니다. 잠을 자는 동안에는 혈당이 떨어져도 우리는 음식을 먹을 수 없습니다. 이때 글루카곤의 활동이 시작됩니다. 글루카곤은 간에 저장된 글리코겐을 포도당으로 바꾸어 혈액으로 내보냅니다. 그래서 자는 동안에도 혈당이 일정하게 유지될 수 있게 되는 것입니다. 그런데 글리코겐이 저장될 수 있는 간과 근육이라는 냉장실은 공간이 한정적이기 때문에 포도당과 물을 합해서 약 1.5~2킬로그램밖에 저장하지 못합니다. 저장량을 초과한 포도당은 인슐린에 의해 오래 보관할 수 있는 냉동실과 같은 지방세포로 보내지게 됩니다. 미처 다 먹지 못한 음식들이 냉동실에 가득가득 쌓이듯이 우리가 과도하게 먹은 음식들은 지방으로 차곡차곡 쌓이게 되는 것입니다. 언제 꺼내져서 쓰일지 기약 없이 말입니다.

스트레스 호르몬
- 코르티솔

건강과 다이어트에서 절대 가볍게 생각하면 안 되는 호르몬이 있는데, 그것은 바로 스트레스 호르몬인 코르티솔입니다. 우리 몸은 신체의 손상, 외부로부터의 위험과 정신적인 불안 등의 스트레스 상황에서 스스로를 보호하기 위해 스트레스 호르몬을 분비합니다. 그중 하나가 코르티솔입니다. 코르티솔의 수치는 낮 동안 더 높고 밤에는 낮아집니다. 우리 몸이 깨어 있는 낮에는 더 높게 유지되어 언제 들이닥칠지 모르는 위험에 대처할 수 있게 하고 활발하게 활동할 수 있게 해 줍니다.

반면 잠을 자는 밤에는 낮게 유지되어 안정적이고 편안한 휴식을 취하게 도와줍니다. 다시 말하면 인간은 생활 리듬에 따라 적절한 스트레스를 받고 또 해소하는 것이 당연하게 되어 있습니다. 문제는 스트레스가 너무 심하거나 오래 지속되어 사라지지 않을 때 나타납니다. 이때 우리의 몸은 비상상황이라 인식하고 대비하려 하는데, 그러기 위해서는 많은 에너지를 끌어 모으려고 작동합니다. 그 과정에서 과도하게 분비된 코르티솔의 작용으로 우리 몸은 저장된 글리코겐을 포도당으로 재빨리 분해해서 혈당을 상승시킵니다. 또한 더 많은 에너지를 만들 준비를 하기 위해서 식욕을 일으켜 음식을 먹게 합니다. 하지만 실제로는 그만큼의 많은 에너지가 필요한 상황이 아니기 때문에 결국 다 사용되지 못하고 남는 열량은 내장지방으로 저장되게 됩니다. 여기서 핵심은 피하지방이 아닌 내장지방으로 저장된다는 것입니다. 앞에서 지방세포는 냉동실이라고 언급했는데, 내장지방은 냉동실 중에서도 가장 가까운 냉동실이기 때문에 빠르고 편리하게 꺼내 쓰기 위해 이곳에 저장하게 되는 것입니다. 이 때문에 스트레스를 많이 받으면 복부비만이 심해지게 됩니다. 스트레스를 받으면 자꾸 무언가 먹고 싶어지는 이유가 이해되었나요? 특히 빠르게 혈당을 올릴 수 있는 달달한 것들 말입니다.

성장호르몬

성장 호르몬은 단순히 아이들의 성장에만 관여하는 것이 아닙니다. 지방분해, 단백질 합성, 신진대사, 염증, 면역력 강화, 골밀도 유지, 수면, 기억력 등 신체 전반적인 부분에 영향을 미칩니다. 성장 호르몬은 성장이 끝나는 20세 이후 매 10년마다 약 15퍼센트씩 감소합니다, 60대가 되면 절반으로 감소하고 그 속도가 점점 빨라져서 70대가 되면 무려 5분의 1로 줄어들게 되는데, 성장 호르몬이 감소하면 세포의 회복 속도가 느려지고 체력이 떨어지며 체지방이 늘어나게 됩니다. 이 소중한 성장 호르몬이 원활하게 분비되기 위해서는 수면이 가장 중요합니다. 그 이유는 60~80퍼센트의 성장호르몬이 우리가 잘 때 분비되기 때문입니다. 아이들이 일찍 자야 키가 크는 것처럼 어른들도 일찍 자야 성장 호르몬이 잘 분비되어 건강해질 수 있습니다. 성장 호르몬은 운동할 때에도 분비가 촉진되는데 유산소 운동보다는 중강도 이상의 근력운동을 할 때 더 잘 분비됩니다. 근육의 젖산 농도가 올라가면 성장호르몬 분비가 촉진되기 때문입니다. 또 단백질의 필수 아미노산과 항산화 음식을 잘 섭취하는 것도 성장호르몬 분비에 도움이 되는데, 노화가 진행되고 있다면 체내 항산화성분이 감소되기 때문에 더 신경 써서 항산화 음식을 챙겨 먹어야 합니다.

여성호르몬
- 에스트로겐

에스트로겐은 여성호르몬의 대표 주자라 할 수 있습니다. 난소에서 분비되어 월경, 배란에 영향을 주어 임신을 가능하게 하는 호르몬인데, 그 외에도 내장지방을 분해하고 뼈를 생성하는 등의 다양한 역할을 합니다. 여성에게 매우 중요한 호르몬인 에스트로겐은 35세가 지나면서 감소하기 시작하고 완경 후에는 10분의 1로 급격히 감소하게 됩니다. 그로 인해 발생하는 대표적인 갱년기 증상으로 얼굴에 열이 오르고 붉어지는 안면 홍조, 전신에 열이 훅 오르고 땀이 나는 증상, 우울감 등이 잘 알려져 있지만 사실은 그보다 더 많은 문제들이 생깁니다.

그중 가장 큰 문제는 골다공증이 심해지고 혈관 기능이 저하되는 것입니다. 뼈와 혈관은 건강과 직접적인 연관이 있기 때문에 여성호르몬의 감소를 가볍게 생각하면 안 됩니다. 살이 찌지 않은 사람이라도 여성호르몬이 감소하면 고혈압의 위험이 높아집니다. 특히 골절은 정말 조심해야 하는데 작은 충격에도 뼈가 쉽게 부러질 수 있기 때문입니다. 골다공증인 경우 골절의 회복도 더디기 때문에 뼈 건강에 관심을 갖고 뼈를 지탱하는 근육도 강화하도록 노력해야 합니다. 완경 이후에는 복부 지방이 늘어나서 갑자기 배에 살이 붙게 되는데 아무리 다이어트를 해도 잘 빠지지 않습니다. 또한 콜라겐 합성이 감소되어 얼굴 및 신체 전체적으로 피부 탄력이 떨어지고 건조해질 뿐만 아니라질 건조증, 요실금, 방광염, 요로염 등의 생식기 질환이 발생하기 쉬워지게 됩니다. 여성으로서 불편한 증상들이 나타나게 되고 사람에 따라 그 증상의 정도가 매우 심하기도 합니다. 이런 증상들을 완화시키기 위해서는 식단과 운동을 기본으로 하고 증상이 심할 경우 호르몬 치료나 보조제의 섭취가 도움이 될 수 있습니다. 다만 유방암의 위험이 있는 경우에는 여성호르몬을 억제해야 하기 때문에 반드시 의사와 상담 후 결정해야 합니다.

살찌는 체질로 바뀌는 이유
- 렙틴 저항성과 인슐린 저항성

앞에서 언급한 호르몬들이 정상적인 기능을 한다면 특별한 질병이 없는 한 살이 잘 찌지 않습니다. 딱 필요한 만큼 먹게 되고 그 만큼을 다 써 버리는 자동 시스템이 가동되는 셈이기 때문입니다. 문제는 이 호르몬들의 기능이 정상적이지 않을 때 일어납니다. 특히 그만 먹으라는 신호를 보내는 렙틴의 기능이 고장 나면 우리는 몸이 필요로 하는 양보다 많은 음식을 계속 먹게 됩니다. 식욕이 날뛰고, 먹어도 먹어도 무언가 또 먹고 싶은 상태가 계속되는데 이것을 렙틴 저항성이라고 부릅니다. 렙틴 저항성이란 렙틴이 많아도 뇌에서 반응하지 않게 되는 것입니다.

이와 비슷한 개념으로 우리에게 좀 더 익숙한 내성을 생각해 보면 이해가 쉽습니다. 커피를 예로 들어보겠습니다. 처음에는 한 잔만 마셔도 충분한 카페인 효과를 느꼈지만 마시면 마실수록 한 잔으로는 부족하다고 느껴 본 적이 있나요? 하루 두 잔, 세 잔 마셔야만 효과를 느끼게 될 때 카페인 내성이 생겼다고 합니다. 이와 마찬가지로 렙틴의 농도가 아무리 높아져도 식욕이 멈춰지지 않는 것을 렙틴에 대한 내성, 즉 렙틴 저항성이라고 합니다. 이 렙틴 저항성에 걸리게 되면 몸에 더 이상의 지방은 필요 없다고 외치는 렙틴의 신호를 뇌가 인지하지 못해서 음식을 계속 먹으라고 명령하게 됩니다. 이렇듯 식욕을 멈추지 못하게 만드는 렙틴 저항성은 왜 생기는 걸까요?

바로 인슐린 저항성 때문입니다. 앞의 내용을 잘 읽었다면 기억할 테지만, 매우 중요한 내용이기 때문에 인슐린에 대해 다시 한번 설명하겠습니다. 우리 몸에 들어온 탄수화물 음식이 소화되어 쪼개지고 쪼개져서 가장 작은 단위인 포도당이 되고 흡수되면 혈당이 높아지게 됩니다, 혈액 속의 당인 혈당은 농도가 너무 높거나 너무 낮은 상태가 지속되면 몸에 위험이 되기 때문에 일정하게 유지되어야 하는데, 그러기 위해서 농도가 높아진 당을 세포에 넣어 에너지로 변환시키게 됩니다. 그 역할을 하는 호르몬이 바로 췌장에서 분비되는 인슐린입니다. 이렇게 세포로 들어간 포도당은 우리 몸이 에너지를 낼 수 있게 합니다. 이때 적절한 종류와 적당한 양의 식사를 했다면 췌장은 딱 필요한 만큼의 인슐린을 분비하는데, 음식물이 소화되는 속도에 맞춰서 천천히 분비하게 됩니다. 그러면 혈당이 서서히 상승하고 하강하게 됩니다. 그런데 소화시간이 짧고 포도당으로 빨리 분해되는 달달한 음식들을 먹게 되면 혈당이 급상승합니다. 이것을 막기 위해 인슐린 또한 급격히 많이 분비되어 혈당을 빠른 속도로 낮추려고 합니다. 급격히 많이 분비된 인슐린은 혈당을 빠르게 세포 안으로 밀어 넣게 되는데, 몸이 필요로 하는 것보다 훨씬 많은 양의 포도당이 만들어졌기 때문에 결국에는 에너지로 다 쓰이지 못하고 남은 포도당은 내장지방으로 쌓이게 됩니다. 이때 과도한 인슐린이 포도당을 아주 빠른 속도로 처리했기 때문에 혈당은 급격히 떨어지고, 그에 따라 소위 당 떨어진 느낌, 즉 허기를 느낀 우리는 또다시 음식을 찾게 됩니다. '배고파 죽겠어, 배불러 죽겠어.'를 반복하게 되는 것입니다. 이러한 과정이 반복되면 체내에 항상 인슐린이 과도하게 분비된 상태가 지속되는데, 이것을 인슐린 저항성이라고 합니다.

인슐린은 혈당 조절뿐만 아니라 에너지를 사용하는 모든 기관의 대사에 영향을 미치기 때문에 대사호르몬의 왕이라고도 합니다. 인슐린이 영향을 미치는 곳은 몸 전체라고 볼 수 있습니다. 그런데 인슐린 저항성으로 인해 몸 곳곳에서 대사가 원활하게 이루어지지 않아서 섭취한 음식이 에너지로 잘 쓰이지 못하고 지방으로 계속 저장됩니다. 대사 능력이 갈수록 약해지므로 많이 먹어도 금방 배가 고프고, 조금만 먹어도 살이 찌는 상태가 되는 것입니다. 더 무서운 것은 인슐린 저항성이 오래 지속되었을 때입니다. 인슐린을 많이 분비하기 위해 풀가동된 췌장에 과부하가 걸리게 되고, 결국에는 기능이 고장 나서 심한 경우 당뇨로 발전될 수 있습니다.

 평소에 적정체중을 유지하고 살이 찌지 않았던 사람이 급격하게 살이 찔 때, 갑자기 잘 조절되던 식욕이 제어되지 않을 때, 아무리 음식을 조절해도 살이 빠지지 않을 때, 탄수화물에 집착할 때, 렙틴 저항성과 인슐린 저항성을 의심해야 합니다. 인슐린 저항성에 걸린 사람들은 생각보다 많습니다. 인슐린 저항성에 걸렸다는 것은 대사 기능이 고장 났다는 것을 의미합니다. 대사라는 것은 몸에서 에너지를 사용하는 것인데, 우리의 몸은 에너지를 사용하는 순서가 정해져 있습니다. 우리가 장을 봐 온 식재료를 사용하는 순서와 닮아 있으니 앞에서 설명한 냉장실, 냉동실 이야기를 떠올려 볼까요? 우리가 구매한 식재료 중에 바로 요리할 것을 먼저 사용하듯이 몸은 일차적으로 섭취한 음식물을 에너지로 바꿔 씁니다. 그 다음에는 냉장실에 보관된 것들을 꺼내 쓰듯이 간과 근육이라는 냉장실에 넣어 놓은 글리코겐을 에너지로 사용합니다. 그 다음 순서로는 냉동실에 얼려 놓은 재료를 해동해서 사용하는 것처럼 지방세포라는 냉동실의 에너지를 분해해서 사용하게 됩니다. 그런데 식재료를 부족하게 구입한 경우를 상상해 봅시다. 그 땐 무엇을 꺼내어 요리할까요? 맞습니다. 냉동실에 저장해 놓았던 꽁꽁 얼어 있는 식재료를 해동해서 사용해야 합니다. 당장 사용할 식재료가 부족한 상황처럼 섭취한 음식만으로는 몸에 쓰일 에너지가 부족한 상태가 바로 다이어트 상태입니다. 칼로리를 줄여서 섭취한 상태를 말합니다. 이때 부족한 에너지는 쌓여 있던 지방을 분해해서 충당하게 되고 체지방은 점점 줄어들게 됩니다. 이것이 우리가 바라는 이상적인 다이어트입니다.

그런데 인슐린 저항성에 걸리면 지방을 분해해서 사용하는 능력을 잃게 됩니다. 지방이라는 냉동실에 차곡차곡 쌓여 있는 에너지를 꺼내어 쓰지 못하기 때문에 다이어트를 한다 해도 지방이 쉽게 줄어들지 않습니다. 또 음식을 줄여 먹는 것조차 힘든 상태가 됩니다. 저장된 에너지를 꺼내어 쓰지 못하니 그때그때 음식을 먹어서 에너지를 만들어 쓸 수밖에 없습니다. 몸은 이미 인슐린 저항성에 걸려 있으므로 식욕의 제어가 잘 안될 뿐만 아니라 섭취한 음식을 에너지로 바꾸는 능력 또한 저하되어 있어서 필요 이상의 많은 음식을 먹게 됩니다. 그렇게 과도하게 먹은 음식은 또 지방이라는 냉동실에 쌓여 갈 것입니다. 그 악순환의 고리로 들어가게 되면 탈출하기가 쉽지 않고 의식하지 못하는 사이에 훌쩍 체중이 늘어나게 됩니다. 더 나아가 질병으로 발전할 위험도 커지는 것입니다. 그러니 가급적 빨리 인슐린 저항성에서 탈출하려는 노력이 절실하게 필요합니다.

제2강 **핵심정리**

1. 식욕 조절 호르몬의 흐름
   · 공복→ 그렐린(식욕 유발 호르몬) 분비→ 음식 섭취→ 렙틴(식욕 억제 호르몬) 분비→ 포만감→ 섭취 중단
2. 혈당 조절 호르몬의 흐름
   · 음식 섭취→ 혈당 상승→ 인슐린 분비→ 정상 혈당
   · 공복상태 지속→ 혈당 부족→ 글루카곤 분비→ 정상 혈당
3. 스트레스 조절 호르몬의 흐름
   · 스트레스 지속→ 코르티솔 분비→ 식욕 증가→ 인슐린 분비 증가→ 지방 저장
4. 성장 호르몬이 하는 일
   · 지방 분해, 신진대사, 단백질 합성, 염증 완화, 면역력 강화, 골밀도 유지, 기억력 향상, 수면
5. 여성 호르몬이 부족할 때 생기는 증상
   · 안면 홍조, 우울감, 골다공증, 혈관질환, 복부 내장지방 증가, 콜라겐 부족, 질 건조증, 방광염, 요로염, 요실금
6. 렙틴 저항성- 식욕 조절 불가
   · 인슐린 저항성- 대사기능 저하, 살찌는 체질로 바뀜

 제2강 **실천과제**

1. 나의 호르몬 중 제대로 기능하는 호르몬과 기능이 떨어진 호르몬 생각해 보기
2. 스트레스 받지 않기 위한 나만의 방법 생각해 보기

살이 찌는 원인

사람마다 살이 찌는 원인은 제각각입니다. 10년 동안 많은 사람들의 다이어트 지켜봤지만 그중 단 한 명도 똑같은 사람은 없었습니다. 너무 당연한 이야기인가요? 그런데 아주 특수한 경우를 제외하면 거의 비슷한 원인들로 인해 살이 찝니다. 그 원인들 중 일반적이고 대표적인 것들을 설명하려고 합니다. 나는 어떤 이유로 살이 찌는 것인지 각자 생각해 보시기 바랍니다. 한 가지 원인일 수도 있고 여러 가지 원인이 복합되어 있을 수도 있습니다.

정제 탄수화물(나쁜 탄수화물)

살이 찐 이유를 물어보면 많은 사람이 탄수화물 중독을 이야기합니다. 그래서 다이어트 중에는 탄수화물을 본능적으로 거부합니다. 반드시 먹어야 하는 영양소임에도 불구하고 말입니다. 특히 밥을 끊는 사람들을 많이 보게 됩니다. 하지만 중독이라는 오명을 쓸 만큼 탄수화물은 큰 죄를 짓지 않았습니다. 오히려 꼭 필요한 영양소입니다. 특히 한식에서 밥은 영양공급에 매우 좋은 음식입니다. 밥은 죄가 없습니다. 우리가 피해야 할 탄수화물은 단순당이라는 나쁜 탄수화물입니다. 빵, 과자, 떡, 케이크, 쿠키, 음료수 등의 모습을 하고 있는 것들입니다.

탄수화물은 결합된 당 분자의 개수에 따라 한 개는 단당류, 두 개가 결합되면 이당류, 세 개 이상의 결합은 다당류라고 합니다. 이 중에 단당류와 이당류를 단순당이라고 하는데 다이어트를 하는 사람에게는 나쁜 탄수화물이라 할 수 있습니다. 설탕, 과당, 액상과당 등의 단순당과 밀가루는 정제 과정을 거치면서 이미 잘게 쪼개졌기 때문에 소화과정이 짧고 혈당을 빠르게 올립니다. 다시 말하면 지방 저장 호르몬인 인슐린을 빠르게 많이 출동시키는 나쁜 탄수화물인 것입니다. 소화 속도가 빠르니 더 빨리 배고프게 합니다. 같은 칼로리를 섭취해도 지방으로 저장되기 쉬워서 더 살이 찌게하고, 빨리 배고픔을 느끼게 해서 자꾸 음식을 원하게 만듭니다. 반면 복합당이라 불리는 다당류는 분해되는 속도가 느리기 때문에 서서히 혈당을 상승시키고 오랜 시간동안 혈당을 유지시켜 줄 수 있습니다.

이렇게 같은 칼로리라도 음식에 따라 혈당을 올리는 속도가 다른데 이것을 수치로 나타낸 것이 바로 당지수(GI)입니다. 당지수가 높은 음식은 혈당을 빨리 상승시키고 인슐린을 과하게 출동시켜서 지방이 많이 쌓이게 합니다. 반면 당지수가 낮은 음식은 혈당을 서서히 상승시켜 음식물이 에너지로 잘 쓰일 수 있게 하고 지방으로 쌓이기 어렵게 합니다. 다이어트를 할 때 당지수가 낮은 음식을 찾아서 먹는다면 같은 양의 칼로리를 섭취해도 효과를 훨씬 높일 수 있습니다. 당지수의 오류를 보완한 혈당부하지수(GL)라는 것도 있습니다. 음식마다 포함되어 있는 순수한 탄수화물의 양이 다른데, 당지수는 순수 탄수화물의 양이 아닌 음식 전체의 무게 기준이기 때문에 같은 무게로 비교하면 실제로는 당지수가 낮은 음식이 더 많이 혈당을 올리기도 합니다. 이것을 보완한 것이 혈당 부하지수입니다. 식품별 당지수와 당부하지수 표에서 사과와 배를 비교해 보면 같은 무게일 때 당지수는 같지만 배의 함유 당질량이 조금 적기 때문에 당부하지수가 더 낮습니다. 그러므로 사과보다는 배가 혈당을 덜 올린다고 볼 수 있습니다. 당부하지수가 낮은 음식이라도 섭취량이 늘어나면 당연히 혈당은 높아지게 되기 때문에 당지수에 무조건 의존하기보다는 비슷한 음식일 때 선택의 기준으로 활용하면 좋겠습니다. 예를 들어 흰밥보다는 잡곡밥, 흰빵보다는 통밀빵, 감자보다는 고구마를 먹는 것입니다. 모든 음식의 당지수를 정확히 기억할 필요는 없지만 의외로 당지수가 높은 음식들은 기억해 놓고 조심하면 좋습니다.

식품별 당지수(glycemic index)와 당부하지수(glycemic load)

식품	당지수 (포도당 = 10)	1회 섭취량(g)	1회 섭취량당 함유 당질량(g)	1회 섭취량당 당부하지수
대두콩	18	150	6	1
우유	27	250	12	3
사과	38	120	15	6
배	38	120	11	4
밀크초콜릿	43	50	28	12
포도	46	120	18	8
쥐눈이콩	42	150	30	13
호밀빵	50	30	12	6
현미밥	55	150	33	18
파인애플	59	120	13	7
패스트리	59	57	26	15
고구마	61	150	28	17
아이스크림	61	50	13	8
환타	68	250	34	23
수박	72	120	6	4
늙은호박	75	80	4	3
게토레이	78	250	15	12
콘플레이크	81	30	26	21
구운감자	85	150	30	26
흰밥	86	150	43	37
떡	91	30	25	23
찹쌀밥	92	150	48	44

출처: 당뇨병 식품교환표 활용지침. 2010

초가공식품

요즘은 많은 사람들이 집에서도 가공식품을 애용합니다. 과거에는 집밥이라고 하면 집에서 만든 밥이었는데 이제는 집에서 먹는 밥을 의미하는 것 같습니다. 저는 가능하면 가공식품을 먹지 않으려고 노력하지만 급할 때를 대비해 냉동 볶음밥이나 찌개 양념, 통조림 등을 준비해 놓기도 합니다. 저와 마찬가지로 냉장고에 한두 가지의 냉동식품이나 가공식품이 없는 집은 아마 없을 것 같습니다. 솔직히 너무 편리한 건 사실이니까요. 이렇듯 우리가 편리함을 추구할수록 가공식품의 종류도 다양해지고 맛도 점점 좋아질 뿐만 아니라 더 많이 유통되고 있습니다. 봉지만 뜯어서 끓이거나 간편하게 전자레인지에 돌려서 먹을 수 있는 음식들이 마트에 가득합니다. 하지만 슬프게도 이러한 음식이 많아지면 많아질수록 비만 인구는 늘어나고 있습니다. 아이들도 이러한 가공식품을 접할 기회가 많아지니 소아비만뿐만 아니라 성조숙증, 아토피, 비염, 생리통 등으로 고생하는 경우가 점점 많아지고 있습니다. 물론 이러한 증상들이 단순히 가공식품 때문이라고 단정할 수는 없습니다만 우리의 식탁에 올라오는 음식이 변화하고 있는 것이 하나의 원인이 되는 것만은 확실합니다. 현실적으로 가공식품을 전혀 먹지 않고 살 수는 없을 것입니다. 하지만 적게 먹으려는 노력은 할 수 있지 않을까요? 그러한 노력을 하기 위해서는 먼저 왜 그래야 하는지 알아야 합니다.

브라질 상파울루 대학교 영양 및 공중보건 교수에 의해 분류된 가공식품의 카테고리를 보면 가공식품 중에서 가능하면 피해야 하는 것들을 알 수 있습니다. 그 분류에 의하면 가공 범위와 목적에 따라 비가공(최소가공), 가공된 요리재료, 가공식품, 초가공식품의 네 그룹으로 나눕니다. 1그룹인 비가공(최소가공)식품은 말 그대로 최소한의 가공을 한 신선한 과일, 채소, 견과류, 계란, 우유, 냉동 과일, 냉동 해산물, 향신료 등입니다. 거의 자연 그대로의 식품이라고 볼 수 있습니다. 2그룹인 가공된 요리재료는 이것만 따로 먹지는 않는 오일류, 버터, 식초, 설탕, 소금 등이 해당됩니다. 주로 양념류입니다. 3그룹인 가공식품은 한두 가지 성분을 하나로 혼합해서 만든 것으로 치즈, 빵, 베이컨, 시럽, 통조림, 절임식품 등입니다. 가공이긴 하지만 인공적인 가공이라기보다는 조리된 음식에 가깝습니다. 여기까지는 꽤 오래전부터 우리가 늘 먹어 왔던 음식들이기에 거부감이 없습니다. 하지만 4그룹인 초가공식품은 가능하면 피하는 것이 좋겠습니다. 초가공식품의 정의는 일반 가정식 요리로는 얻을 수 없는 성분이 들어가고 다양한 가공과정을 거친 음식이라고 되어 있습니다. 집에서는 절대 해 먹을 수 없는 요리라니 살짝 무섭지 않나요? 그런데 이름만 들어서는 전혀 무서운 음식이 아닙니다. 오히려 너무 친근한 음식들이라 당황스럽기까지 합니다. 아이스크림, 사탕, 시리얼, 요구르트, 탄산음료, 소시지, 햄, 냉동 치킨 너겟, 냉동 피자, 즉석식품, 소스류 등등. 재료의 상태가 아닌 이미 만들어진 상태로 유통되는 음식들은 모두 이런 초가공식품의 범주에 들어갑니다. 이러한 초가공식품에는 다양한 식품 첨가물이 들어가 있습니다. 유통을 가능하게 하기 위한 방부제는 기본이고 향미증진제, 산화방지제, 착색료, 팽창제, 감미료, 보존료, 착향료, 증점제, 표백제, 발색제 등등 일반인들이 이름만 들어서는 알 수 없는 수많은 첨가물이 들어갑니다. 이러한 첨가물들은 우리 몸에 필요한 영양소가 아니므로 반드시 몸 안에서 해독되어 몸 밖으로 배출되어야 합니다. 하지만 과다한 양이 들어오게 되면 결국 몸 안에 남게 되는데, 이것들을 우리 몸에서는 위험한 물질, 즉 독소로 인식하기 때문에 혈관을 타고 돌아다니게 내버려 둘 수가 없습니다. 독소를 몸의 어느 곳에서는 처리해야 하는데, 그 수단으로 비교적 안전하게 가둘 수 있는 곳인 지방에 저장하는 방법을 택하게 됩니다. 그래서 지방을 독소의 감옥이라고 합니다. 하지만 독소의 양이 너무 많아지면 독소를 가둘 수 있는 지방감옥이 부족해지고, 더 많은 독소를 가두기 위해 우리 몸은 더 많은 지방감옥을 만들게 됩니다. 그래서 칼로리가 적은 음식이라도 독소가 많은 음식을 먹으면 지방이 늘어나게 되는 것입니다.

초가공식품의 위험 요소 중 또 한 가지는 바로 트랜스지방입니다. 트랜스지방의 폐해가 알려지면서 가공식품 회사들은 소비자들이 거부하는 트랜스지방을 대신해서 에스테르화유, 경화유, 팜유 등을 사용하는데, 이러한 고체 기름들을 사용하는 이유가 있습니다. 액체상태의 오일보다 산패가 느리기 때문에 유통기한을 늘리기 위해 사용하는 것입니다. 이 경화유는 주로 과자류나 라면을 튀길 때 사용됩니다. 경화유로 가공된 식품들은 혈액 내 나쁜 콜레스테롤인 LDL콜레스테롤의 양을 늘리고, 세포막에서 인슐린 수용체를 억제하여 인슐린 저항성을 높이게 됩니다. 이러한 음식들이 과연 식약처에서 허가된 제품이라는 것만으로 건강한 음식이라 할 수 있을까요? 물론 법적으로는 안전한 음식일 수는 있겠지만 건강을 추구한다면 가능한 피하려고 노력해야 합니다.

〈1그룹〉 비가공 최소가공	·가공하지 않았거나 최소한으로 가공한 식품 ·신선한 과일, 채소, 견과류, 씨앗류, 곡물, 콩류, 달걀이나 우유 등 천연 생산물 ·냉동과일, 냉동채소, 100% 과일주스, 향신료, 말린 허브 등도 속함 (다른 성분 포함 X)
〈2그룹〉 가공된 요리재료	·1그룹의 향미를 높이는 역할 ·따로 먹는 경우도 없고, 한 번에 많은 양을 먹지 않는 식품 다른 식품과 곁들여 먹음 ·오일류, 버터 등의 지방 ·식초, 설탕, 소금, 마늘, 통곡물 가루 등
〈3그룹〉 가공식품	·한두 가지 성분을 하나로 혼합해 만든 가공식품 (장기 보존, 맛 강화) ·농산물, 축산물, 수산물 등의 천연 식품 재료를 보다 맛있고 오래 저장할 수 있도록 변형을 가한 식품 ·치즈, 빵, 베이컨, 시럽, 절임식품, 포도주, 통조림 등
〈4그룹〉 초가공식품	·일반 가정식 요리로는 얻을 수 없는 성분이 들어감 ·다양한 가공과정을 거침 ·아이스크림, 사탕, 대량생산 빵, 시리얼, 인스턴트 식품, 케이크, 에너지 드링크, 과일 요구르트, 탄산음료, 즉석식품, 소시지, 냉동 치킨 너겟, 햄, 냉동 피자 등

* 브라질 상파울로 대학교 영양 및 공중보건 교수에 의해 개발된 NOVA 분류체계

* 구성 영양소가 아닌 가공의 범위와 목적에 따라 카테고리로 분류

외부독소

내 몸의 불청객 바디버든을 아시나요? 말 그대로 몸에 축적되어 짐처럼 무겁게 우리 몸을 짓누르는 유해화학물질을 말합니다. 바디버든은 언제부터 우리 몸에 쌓이게 되었을까요? 아마도 인류가 화학물질을 생산한 시점 이후부터였을 것입니다. 우리 생활에서 화학물질의 쓰임은 점점 늘어나고 있습니다. 이 또한 생활의 편리함을 추구하는 우리 인간이 만들어 낸 것입니다. 그 화학물질들이 돌고 돌아서 결국 인간에게 되돌아 온 셈입니다. 저는 몇 년 전 SBS스페셜이라는 TV프로그램에서 바디버든이라는 단어를 처음 접했습니다. 그저 막연하게 화학물질이 몸에 좋지는 않겠지 라고 생각했던 저에게 그 유해성은 충격으로 다가왔습니다. 엄마를 통해 뱃속 아이에게까지 물려지는 독소라니….

바디버든의 축적 단계에 따라 건강에 이상이 생길 수 있는데, 축적량이 늘어날수록 질병으로 발전하고 암이나 치매, 중풍, 파킨슨병에까지 이를 수 있다는 것입니다. 파킨슨병은 아주 희귀한 병이라고 생각해 왔지만 최근에는 주변에서 파킨슨병에 걸린 사람들을 자주 접할 수 있게 되었습니다. 아마도 시간이 흐를수록 그 양상은 더 심해지지 않을까요?

바디버든의 하나인 잔류성 유기 오염물은 화학 물질 중에서도 특히 독성이 강하고 분해가 느려서 생태계에 오래오래 남아 있게 됩니다,

이 위험한 물질은 생태계를 돌고 돌아 먹이사슬의 끝에 있는 최상위 포식자인 인간의 몸에 가장 많이 쌓이게 됩니다. 이 잔류성 유기 오염물은 최근에 심각성이 크게 대두되고 있는 미세플라스틱과 결합하여 최악의 독성물질로 변신하게 됩니다. 그리고 이 독성물질들은 사람의 몸에 50년 이상 잔류하면서 각종 내분비계를 교란시킵니다.

바디버든 단계별 증상

1~2단계	만성피로, 뒷목과 어깨 결림, 두통, 어지럼증, 잦은 감기 몸이 무겁다. 아랫배가 차갑고 똥배가 나온다.
3~4단계	자주 붓는다. 소변이 시원치 않다. 소화불량, 구취, 수족냉증, 만성부종, 만성위장질환, 안구건조, 여성질환, 만성변비, 알레르기, 축농증, 성장부진, 만성통증, 불면증, 급격한 체중 증가
5단계	당뇨, 고혈압, 고지혈증, 콜레스테롤, 지방간, 간수치 상승, 아토피, 천식, 우울증, 공황장애, ADHD 등 검사 상 이상 소견들이 나타난다.
6단계	암, 치매, 중풍, 파킨슨, 심혈관 질환, 난치성 면역 질환 등이 진행된다.

몸에 바디버든이 쌓임에 따라 만성피로, 면역력 저하 등의 가벼운 불편함을 느끼다가 결국에는 심각한 질병으로 발전하게 되는데, 그 중간에 거쳐 가는 증상들이 비만, 고혈압, 당뇨, 고지혈증 등입니다. 다시 말하면 우리가 살이 찌는 원인 중에 바디버든이, 즉 독소가 있다는 것입니다. 독소는 왜 우리 몸을 살찌게 만들까요? 위의 식품첨가물의

경우와 마찬가지로 우리 몸에 독소가 많아지면 지방은 증가하게 됩니다. 왜냐하면 독성물질은 주로 지용성인 경우가 많기 때문입니다. 다시 말해서 독성 물질은 지방과 매우 친합니다. 지용성 독소들은 살이 찌게 만드는 것과 동시에 지질로 이루어진 세포막을 쉽게 통과해서 건강에 이상을 가져오게 합니다. 지방은 이러한 독소가 우리 몸에 직접적으로 피해를 주는 것을 막기 위해서 독소를 가두어 방어하는 역할을 합니다. 우리 몸에서 끊임없이 만들어지는 독소 방패인 셈입니다. 고맙기는 하지만 그다지 반갑지는 않은 존재인 것 같습니다.

스트레스

스트레스를 받으면 우리 몸은 비상상황에 들어가게 됩니다. 스트레스를 받았다는 건 우리 몸이 위험한 상황에 처했다고 인식한다는 것을 의미합니다. 들판에서 사자를 만난 원시인을 상상해 볼까요. 그 상황에서 원시인의 몸은 평온한 상태일 때와 달리 오로지 위험을 벗어나는 것에만 초점을 맞추게 되고 비상상황으로 돌입합니다. 정상적인 대사 기능이 멈추고 호흡량이 늘어나고 심박수가 올라가고 근육에 에너지를 집중시킵니다. 빨리 도망가기 위해서 최대한 에너지를 끌어 모으려고 합니다. 그런데 현대에 사는 우리는 그런 급박한 상황에 맞닥뜨리기보다는 만성적으로 정신적 스트레스를 더 많이 받는 환경에서 살고 있습니다. 게다가 잠깐으로 끝나는 스트레스가 아니라 해소되지 않고 끊임없이 지속되는 스트레스 환경 속에서 살게 됩니다. 스트레스의 종류는 달라졌지만 몸이 스트레스 상황을 인식하는 것은 다르지 않기 때문에 식욕이 증가하고, 대사가 떨어지고, 나중을 대비해서 지방을 쌓는 일을 똑같이 하게 되는 것입니다. 스트레스 호르몬인 코르티솔은 인슐린 분비를 촉진시켜 지방을 더 잘 저장하게 합니다.

스트레스를 줄이고 싶어도 마음먹는다고 스트레스가 쉽게 해결되지는 않을 것입니다. 먼저 스트레스를 받는 원인을 찾아보고 스스로 해결할 수 없다면 주변의 도움을 받는 것도 좋은 방법입니다. 다이어트 중에는 스트레스를 받지 않는 것이 더욱 중요한데, 스트레스 해소에 운동이 큰 역할을 할 수 있습니다.

노화

살찌는 이유 중 마지막은 노화입니다. 노화로 인해 신체 기능이 저하되고 그에 따른 대사 감소로 인해 음식을 적게 먹어도 살이 찌게 됩니다.

나이가 들면서 대사기능이 약해지는 이유가 있습니다. 우리 몸의 세포 안에는 에너지를 만드는 발전소가 있는데, 바로 미토콘드리아가 그것입니다. 세포 안의 수많은 미토콘드리아들이 우리가 움직이고 살아갈 수 있도록 에너지를 생산해 냅니다. 그런데 노화가 진행될수록 미토콘드리아의 수가 점점 줄어듭니다. 다시 말해서 섭취한 음식을 에너지로 바꿔 주는 발전소의 수가 줄어들게 되는 셈입니다. 그렇기 때문에 신진대사 기능이 저하되고 시간이 지나면 지날수록 점점 음식의 양을 줄여야만 현재의 체중을 유지할 수 있게 되는 것입니다. 반대로 예전과 같은 양의 음식을 먹는다면 살이 계속 찔 수밖에 없습니다. 나이 드는 것도 서러운데 나이 때문에 살까지 쪄야 한다니. 노화는 피할 수 없으니 그냥 받아들여야 하는 걸까요?

노화를 멈출 수는 없지만 늦출 수는 있습니다. 노화를 바라보는 관점을 바꾸면 가능합니다. 노화란 무엇일까요? 아마도 시간이 흐름에 따라 자연스럽게 따라오는 것이라고 생각할 것입니다. 하지만 주위를 둘러보면 같은 나이임에도 젊고 건강하고 날씬하게 사는 사람이 있고, 항상 아프고 더 늙어 보이는 사람도 있습니다. 무엇 때문에 이들의 노화의 속도가 다를까요? 바로 신체 기관들의 기능을 얼마나 건강하게 잘 유지하느냐의 차이입니다. 기능적인 측면으로 노화를 바라본다면 어떻게 관리하는지에 따라서 노화의 시계는 사람마다 다르게 흐를 것입니다. 미토콘드리아는 신체 기관 중 간, 심장, 뇌, 근육을 구성하는 세포들에 많습니다. 이 기관들을 건강하게 잘 관리한다면 미토콘드리아의 감소를 늦춰서 신진대사 기능을 좋게 만들 수 있게 되고 살이 쉽게 찌지 않게 됩니다. 그렇게 된다면 시간의 흐름보다 서서히 노화가 진행될 것입니다.

제3강 **핵심정리**

1. 정제 탄수화물은 인슐린 저항성의 주범
   · 달달함의 유혹을 뿌리쳐야 인슐린 저항성을 탈출할 수 있다.
2. 초가공식품은 독소 덩어리
   · 편리함보다는 건강을 먼저 생각하자.
3. 바디버든이 쌓이면 지방도 함께 쌓인다.
4. 만성 스트레스는 식욕을 올리고, 대사를 저하시키고, 지방을 증가시킨다.
5. 노화로 인한 대사 저하 원인은 미토콘드리아 수의 감소와 미토콘드리아 기능의 저하이다.

 ### 제3강 **실천과제**

1. 내가 살 찐 원인 생각해 보기
2. 현재 집에 있는 가공식품 개수 세어 보기
3. 하루에 정제 탄수화물 먹는 횟수 세어 보기

해독의 필요성

디톡스(DETOX) 다이어트라는 말을 들어보셨나요? 아마 익숙한 단어일 것입니다. 앞에서 설명한 비만의 원인 중에 최근 가장 심각하게 대두되고 있는 것이 독소이기 때문입니다. 10년 전과 달리 비만의 정도가 점점 심각해지고 있다는 것을 현장에서 생생하게 체감하고 있습니다. 비만 인구의 숫자도 증가하고 있지만 체중 자체가 늘어나고 있기 때문입니다. 몇 년 전만 해도 고도비만 환자들을 자주 접하기는 힘들었습니다. 제가 환자라고 칭하는 이유는 비만이 질병 코드가 부여된 엄연한 질병이기 때문입니다. 예전에는 가끔 만나게 되는 고도비만 환자들의 경우 체중이 90킬로그램 전후였습니다. 그런데 최근 들어 100킬로그램이 훌쩍 넘는 사람들을 자주 만나게 됩니다. 이들의 체성분을 측정해 보면 체지방률이 50퍼센트를 넘어가는데, 이정도 체지방률은 정상 체중이 되기 위해서는 체중의 3분의 1 정도의 지방을 빼야 한다는 의미입니다. 무려 30~40킬로그램의 체지방을 감량해야 하다니 너무 무섭지 않나요? 그런데 한편 이런 생각이 들 수 있습니다. '왜 그렇게까지 되도록 내버려 두었을까? 얼마나 많은 음식을 먹은 걸까? 저도 한때 그런 의문을 가졌었습니다. 그러나 그들을 돕는 과정에서 의외의 사실을 발견했는데, 그중 어떤 사람들은 그다지 많은 음식을 먹지 않는데도 불구하고 지속적으로 체중이 증가하고 있다는 것이었습니다. 그 이유는 일정 수준 이상으로 체중이 증가하게 되면 이후에 지방세포가 가속도를 내어 증식하기 때문입니다. 그래서 고도비만 환자들은 정상체중인 사람이 먹는 양과 똑같이 먹어도 지방세포가 빨리 증가하게 됩니다. 이렇게 고도비만 환자들이 늘어난 원인은 우리가 섭취하고 흡입하는 독소의 영향이 가장 유력합니다. 독소가 많을수록 지방이 증가하는 이유는 앞에서 설명했으니 이제부터는 독소가 우리 몸에 어떠한 영향을 주는지, 어떻게 줄여 나갈지 알아보도록 하겠습니다.

독소가 쌓여 있는 지방의 다른 이름
- 염증공장

우리 몸에 독소가 많이 들어와도 지방만 많아질 뿐 건강에 아무런 이상이 생기지 않는다면 어떨까요? 맛있는 음식을 즐기며 행복하다면 굳이 날씬해지려 노력할 이유가 있을까요? 저는 건강하기만 하다면 어느 정도의 통통함이야 충분히 감수할 수 있을 것 같기도 합니다. 하지만 그럴 수 없는 이유가 있습니다. 제가 건강의 첫째 조건을 다이어트라 말할 수밖에 없는 이유이기도 합니다. 지방에 쌓인 독소는 그대로 얌전히 있지 않고 염증 물질을 분비하게 되는데, 주변 세포와 조직으로 그 염증이 전달됩니다. 이러한 염증들이 혈관으로 들어가서 혈관 벽에 염증을 유발합니다. 혈관 벽의 염증은 콜레스테롤을 증가시키고 혈액의 상태도 나쁘게 만듭니다. 혈전(피떡)을 만들고 혈전이 혈관을 막으면 뇌졸중, 협심증, 심근경색 등의 혈관질환을 유발하게 되어 심각한 문제가 생길 수 있습니다. 또 염증이 다른 장기나 기관으로 옮겨가면 각종 질병을 만들고, 면역을 교란시키고, 심지어는 암까지 유발하게 됩니다.

그래서 우리는 염증이 발생하지 않도록 몸 안의 독소를 줄여야 하고, 이미 쌓인 독소를 내보내기 위해서 독소를 품고 있는 체지방을 몸 밖으로 내보내야 하는 것입니다. 그런데 체지방을 억지로 내보낸다고 해서 독소가 줄어들까요? 지방흡입 시술로 내보낸다면 어떨까요? 일시적으로 지방이 줄어들기는 할 것입니다. 하지만 우리 몸이 지방을 쌓아 두는 이유가 있었습니다. 몸을 방어하기 위해 지방이 필요하기 때문이었죠. 그런데 건강이 나쁜 상태는 그대로인데 억지로 지방을 뽑아내면 어떻게 될까요? 지방은 일시적으로 사라졌지만 몸을 보호하기 위해 필요했던 지방이기 때문에 몸은 다시 지방을 만들어 내게 됩니다.

가장 안전하고 건강하게 지방을 줄이는 방법은 쌓인 독소를 해독하는 것입니다. 해독이 되고 건강해지면 우리 몸은 더 이상 지방을 필요로 하지 않게 되고 살은 저절로 빠지게 됩니다. 그러니 지금부터는 살

을 빼는 것에 목표를 두지 말고 건강해지는 것에 목표를 두면 평생 건
강하고 날씬하게 살 수 있게 될 것입니다.

우리 몸의 해독 시스템

해독의 필요성을 알았으니 지금부터는 해독 방법을 공부해 보겠습
니다. 우리의 몸은 독소를 스스로 해독하는 시스템을 갖고 있습니다.
그러니 건강한 상태라면 생명 활동을 하는 과정에서 자연적으로 발생
하는 독소는 충분히 막아 낼 수 있습니다.

우리가 해독해야 할 독소는 크게 신체 내에서 발생하는 내부독소와
신체 바깥으로부터 유입되는 외부독소로 나눌 수 있습니다. 내부독소
는 말 그대로 우리 몸 안에서 발생하는 독소를 말합니다. 사람이 생명
활동을 하기 위해서 숨을 쉴 때, 음식을 소화시킬 때, 몸을 움직일 때,
스트레스를 받을 때 등 세포활동 과정에서 필연적으로 독소가 발생하
는데, 마치 자동차가 움직일 때 매연이 나오는 것과 같다고 이해하면
쉽습니다. 외부독소의 종류는 앞서 언급한 것 외에도 미세먼지, 매연,
환경호르몬, 화장품의 화학물질, 샴푸 등의 세정제, 세제 등 셀 수 없이
많습니다.

이러한 독성물질이 신체 내에서 발생하거나 밖으로부터 유입되면
우리 몸은 해독시스템을 가동하게 됩니다. 해독 시스템으로는 피부,
폐, 신장, 장, 간이 있습니다. 이 중 간을 제외한 나머지 기관들은 독소

를 밖으로 배출해서 해독하게 됩니다. 땀으로, 호흡으로, 소변으로, 대변으로 배출하게 되는 것입니다. 그러나 이 기관들이 배출할 수 있는 독소는 수용성 독소이기 때문에 앞서 설명한 지독한 지용성 독소들을 배출하기 위해서는 먼저 간에서 처리과정을 거쳐서 수용성으로 바꿔야 합니다.

가장 큰 해독 공장
- 간

한때 '간 때문이야~ 간 때문이야~ 피곤한 간 때문이야~'라는 광고 노래가 있었습니다. 간이 피곤하면 왜 우리도 피곤할까요? 간이 하는 일이 그만큼 많기 때문입니다. 그중 하나가 독소를 해독하는 일입니다. 체내 독소의 60퍼센트 이상이 지용성이기 때문에 다른 4개의 기관이 배출하는 양보다 훨씬 많은 독소를 간이 처리해야 합니다. 그런데 간이 독소를 해독하는 과정은 그리 단순하지가 않습니다. 지용성 독소를 수용성으로 바꿔야만 신체 밖으로 배출할 수 있기 때문에 여러 단계를 거쳐 독소를 중화시키는 작업을 합니다. 이 작업을 원활하게 수행하기 위해서는 많은 영양소가 필요합니다. 항산화제인 비타민A, C, E와 식물에 풍부한 파이토케미컬을 비롯하여 셀레늄, 구리, 아연, 마그네슘 등의 미네랄, 코엔자임Q10, 실리마린 그리고 풍부한 아미노산이 중간 대사 과정에서 필요합니다. 이러니 간이 화학공장이라는 말은 과언이 아닙니다. 해독에 있어서 식이섬유의 역할도 빼놓을 수 없습니다. 담즙은 지방을 분해하고 나서 독소와 함께 장으로 배출되는데, 그중 독소는 식이섬유와 결합하여 대변으로 배출되고 담즙은 다시 흡수됩니다, 이때 최악의 독성물질인 잔류성 유기 오염물과 환경호르몬 등이 배출되기 때문에 결합할 식이섬유가 충분하지 않다면 독소 배출이 어렵게 됩니다. 그래서 식이섬유를 충분히 먹는 것은 매우 중요합니다.

간이 독소를 해독해서 내보낸다는 것은 결국 지방을 분해한다는 것과 같은 말입니다. 그 이유는 간에서 지방대사가 함께 이루어지기 때문입니다. 그래서 간 기능이 원활하게 이루어지면 해독이 잘 되고 지방의 분해도 잘 될 수 있습니다. 그런데 이미 비만으로 인해 지방간이 되어 간 기능이 약화된 상태라면 어떨까요? 이렇게 많은 일을 해야 하는 간이 제대로 일을 하지 못할 뿐만 아니라, 대사기능을 원활하게 수행하지 못하기 때문에 조금만 먹어도 살이 찌는 상태, 물만 마셔도 살이 찌는 상태가 되는 것입니다. 게다가 간이 감당할 수 없을 만큼 많은 독소가 들어오면 어떨까요? 미처 해독하지 못한 독소들은 지방과 함께 몸에 계속 쌓이게 될 것입니다. 이렇게 쌓인 지방은 간에서 분해되어야 하는데 유입되는 독소가 많게 되면 간은 급한 독소를 먼저 처리하느라 바쁠 것입니다. 그러면 정말 순식간에 고도비만으로 진행될 수도 있습니다. 최후의 선을 넘기 전에 미리미리 해독을 하는 것이 필요한 이유입니다.

해독의 기본 원칙

해독에는 세 가지의 기본 원칙이 있습니다.

첫째, 독소의 생성과 유입 줄이기 (식사량 줄이기)
둘째, 해독에 도움이 되는 음식 먹기 (가공되지 않은 좋은 음식만 먹기)
셋째, 영양소의 균형 맞추기 (비타민 미네랄 섭취하기)

첫 번째 원칙인 독소의 생성과 유입을 차단하는 가장 좋은 방법은 단식입니다. 하지만 일상생활을 하며 단식을 한다는 것은 너무 어렵고, 그 과정이 힘들기 때문에 누구나 쉽게 도전하기는 어려울 것입니다. 차선책으로 일상생활에 지장을 주지 않으면서 독소의 생성을 줄이는 방법은 먹는 양을 줄이는 것입니다. 우리 몸이 하루에 소비할 수 있는 에너지는 정해져 있습니다. 물론 신체 사이즈와 근육량, 활동량에 따라 차이는 있지만 적정 섭취량은 대략 정해져 있습니다. 자세한 내용은 뒤에 다루겠지만 적당한 양은 1인분 기준 하루 세끼라고 보면 됩니다. 현재 그보다 많은 음식을 먹고 있다면 독소가 많이 생성되고 있는 것입니다. 그러므로 적당한 양을 먹는 것, 과식하지 않는 것이 해독의 출발입니다. 스트레스를 받지 않으려고 노력하는 것도 독소의 발생을 줄이는 방법 중의 하나입니다.

두 번째 원칙을 지키기 위한 음식으로는 어떤 것들이 있을까요? 가장 첫 번째로 물이 있습니다. 몸이 혈액을 만들고, 세포를 유지하고, 대사를 하는 데 필요한 물은 최소 1.5~2리터입니다. 그런데 물을 적게 마시면 어떤 일이 발생할까요? 물이 부족하면 우리의 몸은 재활용 시스템을 가동하게 됩니다. 먼저 소변으로 빠져나갈 수분을 다시 흡수해서 재사용하게 되는데, 물을 적게 마셨을 때 화장실 가는 횟수가 줄고 소변의 색깔이 진해지는 것은 이 때문입니다. 이렇게 되면 노폐물과 독소의 배출 횟수도 함께 줄어들게 될 것입니다. 계속해서 물이 부족한 상황이 지속되면 피부에서 수분을 끌어다 사용하게 되니 피부가 건조해지고, 점막에서 끌어다 사용하게 되니 점막으로 이루어진 많은 기관들의 기능이 떨어지게 됩니다. 눈이 뻑뻑하다거나 콧속이 마른다거나 소화가 잘 안되거나 하는 등의 불편한 증상들이 생기게 되는 것입니다. '물은 생명이다'라는 말은 진리인 것 같습니다.

물과 더불어 어떤 음식들이 도움이 될 수 있을까요? 정성껏 해독주스나 녹즙을 만들어 먹는 사람들이 많은데 지속할 수만 있다면 물론 좋은 방법입니다. 자연재료를 먹는 일이니까요. 하지만 만드는 과정이 번거롭기에 저 같은 귀차니스트들에게는 쉽지 않은 음식입니다. 습관을 들이려 하는데 방법이 어려우면 중간에 포기하게 되는 경우가 많기 때문에 가능하면 실천하기 쉬운 방법이 좋습니다. 우리는 평생 건강습관을 지속해야 하니까요. 제가 추천하는 가장 쉬운 방법은 최대한 자연 상태의 음식을 먹는 것입니다. 최소한으로만 가공된 음식을 먹으려는 노력을 한다면 초가공식품에 함유된 많은 식품첨가물, 화학물질들을 피할 수 있습니다. 몸에 좋은 음식을 찾아 먹으려는 노력도 중요하지만 나쁜 음식을 먹지 않는 것도 못지않게 중요합니다.

　세 번째로 영양소의 균형을 맞춰서 먹어야 합니다. 탄수화물, 단백질, 지방, 비타민, 미네랄, 식이섬유, 이 여섯 가지의 영양소를 고루 먹어야 합니다. 앞에서 설명한 대로 간이 해독을 원활하게 하기 위해서는 다양한 영양소가 절대적으로 필요하기 때문에 반드시 잘 챙겨서 먹어야 합니다. 매일 섭취하는 음식에서 대체적으로 넘치는 영양소인 탄수화물은 적당량으로 줄이고 나머지는 다른 영양소로 채우면 됩니다. 고기를 좋아하는 사람들은 자신이 단백질을 많이 섭취한다고 생각하는 경향이 있는데, 잘 생각해 보면 식사 때마다 고기를 먹지는 않을 것이기에 막상 따져 보면 충분하지 않은 경우가 많습니다. 단백질은 한꺼번에 많은 양을 먹는 것보다는 매끼 적당량을 균형 있게 분배해서 먹도록 노력합니다.

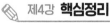

제4강 **핵심정리**

1. 지방의 다른 이름 - 염증공장
   · 해독이 곧 다이어트다.
2. 독소를 배출하고 해독하는 기관 - 신장, 대장, 피부, 폐, 간
3. 해독기능을 올리는 방법 - 간을 건강하게 만들자.
4. 해독의 기본 원칙
   · 식사량 줄이기
   · 가공되지 않은 좋은 음식 섭취하기
   · 균형 잡힌 영양소와 물, 식이섬유 섭취하기

제4강 **실천과제**

1. 하루 동안 가공식품 먹지 않기
2. 탄수화물, 단백질, 지방, 비타민, 미네랄, 식이섬유가 모두 포함된 식사
   하기

장 건강은 왜 중요할까?

　최근 몇 년 동안 급속도로 커지는 시장이 있습니다. 바로 유산균 시장입니다. 야쿠르트로 대표되던 유산균은 과거에는 음료에 들어있는 성분 정도로만 생각되었습니다. 하지만 시간이 흘러 다양한 종류의 유산균들이 개발되고 있는데 프로바이오틱스라고 불리는 것들입니다. 실제로 설사나 변비, 과민성 대장증상 등의 불편함을 겪고 있는 사람들이 도움을 받기 위해 많이 찾는 경향이 있습니다. 저 또한 만성변비로 고생을 했기에 여러 가지 프로바이오틱스를 먹습니다. 최근에는 마이크로바이옴이라는 어려운 용어가 광고 매체를 통해 자주 등장하고 있는데, 그 이유는 장이 하는 일이 단지 배설과 관계된 일만이 아니기 때문입니다. 알면 알수록 놀라운 장의 역할을 알려 드리겠습니다.

마이크로바이옴

마이크로바이옴이 무엇일까요? 미생물이라는 뜻의 microbe와 생태계라는 뜻의 biome을 합성한 용어로, 말 그대로 우리 몸의 미생물 생태계를 일컫습니다. 인체 내에서 공생하는 미생물의 무게가 체중의 1~3퍼센트나 된다니 놀랍지 않습니까? 이 미생물들에 관한 연구가 활발히 진행되면서 미생물이 인간의 건강에 매우 큰 영향을 미치고 있다는 것이 속속 밝혀지고 있습니다. 미생물은 인체 내 곳곳에 살고 있는데 대부분의 미생물이 장에 살고 있기 때문에 장내 마이크로바이옴에 대해서만 알아보겠습니다.

인간은 태어날 때 엄마로부터 장내 미생물을 물려받습니다. 이 장내 미생물들의 가장 큰 역할은 면역을 활성화시키는 것입니다. 태아는 자연 분만하는 과정에서 엄마의 산도를 통과할 때 미생물 샤워를 하게 되고 이때 엄마의 면역을 획득하게 됩니다. 그리고 초유를 통해 미생물이 자랄 수 있는 영양을 공급받게 됩니다. 이렇게 갓난아기일 때는 엄마가 물려주는 면역으로 살다가 한 달 정도가 지나면 자체 면역을 만들기 시작합니다. 이때부터 장내 미생물들의 종류가 다양해지면서 점차 면역을 조절할 수 있는 능력을 획득하게 됩니다. 면역을 잘 조절한다는 것은 바이러스나 세균 등으로부터 세포가 공격받을 때같이 우리 몸을 방어할 필요가 있을 때에만 면역이 높아졌다가 위급상황이 끝나면 다시 낮아지는 것을 의미합니다. 조절이 잘 되지 않아 면역이 시도 때도 없이 활성화 되면 오히려 건강한 세포들을 공격해서 자가 면역질환을 일으키기 때문에, 면역이 좋다는 것은 단순히 면역이 높다는 것이 아니라 면역 조절 능력이 좋다는 것을 의미합니다.

장내 미생물의 또 다른 역할은 뇌의 활성을 조절하는 것입니다. 장과 뇌는 장-뇌 연결축에 의해 직접 신호를 교환하고 있습니다. 장에서 뇌로 명령을 내린다는 의미입니다. 그래서 장을 제2의 뇌라고도 부릅니다. 장내 미생물은 신경신호 전달물질을 생성해서 뇌로 전달하게 됩니다. 하나의 예로 우리가 행복호르몬이라고도 부르는 세로토닌의 90퍼센트가 장에서 만들어집니다. 이 세로토닌은 멜라토닌을 만들고 뇌로 신호를 보내서 잠을 잘 자게 도와줍니다. 또한 장내 미생물은 스트레스 호르몬도 조절해 주니 배 속이 편안해야 몸이 편안하다는 말이 맞는 말인 것입니다. 그럼 어떻게 해야 장이 편안해질 수 있을까요?

식이섬유가 하는 일

장내 미생물은 유익균과 유해균이 적절한 비율을 이루고 있습니다. 우리는 유익균이 충분해야 장이 건강하다는 것을 이미 알고 있습니다. 그래서 젖산균, 비피더스균으로 대표되는 프로바이오틱스를 열심히 섭취하는 것입니다. 하지만 우리의 목표는 단순히 프로바이오틱스를 열심히 먹는 것뿐만 아니라 유익균이 장에서 건강하게 살 수 있는 환경을 만들어 주는 것이 되어야 합니다. 장내 환경이 좋지 않으면 프로바이오틱스를 아무리 많이 먹어도 장에서 살아남지 못하기 때문입니다. 하지만 가공식품을 많이 먹는 식습관과, 환경오염, 식재료 오염 등으로 인해 우리의 장내 환경은 점점 유익균이 살아가기 힘든 환경이 되어 가고 있습니다. 특히 장독소들로 인해 장벽의 결합이 느슨해지는 장누수 증후군이 발생하게 되는데, 장누수 증후군은 말 그대로 장이 새는 현상입니다. 이 현상은 만성염증을 일으키고 노화를 촉진시킵니다. 장벽이 느슨해지면 장 안에만 갇혀 있다가 밖으로 배출되어야 할 독소들이 느슨해진 장벽의 틈을 통해 우리 몸 안으로 다시 흡수되기 때문입니다.

장누수 증후군의 원인이 되는 물질들로는 항생제, 소염제, 진통제 등과 같은 약물, 밀가루의 글루텐, 설탕과 같은 정제 탄수화물 등이 있습니다. 장을 건강하게 만들기 위해서는 먼저 이러한 원인 물질들을 멀리해야 합니다.

여기에 더해 장내 환경을 좋게 만들 수 있는 방법이 또 있습니다. 바로 미생물이 잘 살아갈 수 있도록 그들의 먹이가 되는 음식을 먹는 것입니다. 이러한 물질을 프리바이오틱스라고 합니다. 대표적인 프리바이오틱스로는 과일과 채소에 풍부한 수용성 식이섬유가 있습니다. 사람의 소화효소에 의해 소화되지 않고 장까지 내려와서 미생물에 의해 분해되는 물질을 말합니다. 올리고당이나 저항성 녹말 등도 프리바이오틱스의 일종입니다. 장내 유익균은 이 먹이들을 먹고 우리 몸에 매우 중요한 단쇄지방산(짧은 사슬 지방산)을 만들어 냅니다. 이 단쇄지방산은 면역 조절능력을 향상시키고 뇌기능을 좋게 하고 행복감과 스트레스 대응능력을 조절할 뿐만 아니라 식욕 억제 호르몬인 렙틴을 증가시켜 비만을 막아 줍니다. 우리는 장이라는 텃밭에 미생물이라는 작물을 키우는 것이나 다름없습니다. 텃밭을 비옥하게 가꾼다면 좋은 미생물들은 그 보답으로 우리 몸을 건강하게 만들어 줄 것입니다. 그래서 미생물과 사람은 공생관계라고 합니다. 그러니 이제부터는 식사를 할 때 미생물에게도 먹이를 챙겨주면 어떨까요?

 제5강 **핵심정리**

1. 인체 미생물 = 마이크로바이옴
2. 장이 하는 일 - 면역 조절/뇌 활성 조절/호르몬 조절
3. 장내 미생물을 건강하게 만드는 방법
   · 장에 나쁜 음식 멀리하기 - 진통제, 소염제, 항생제, 정제 탄수화물, 밀가루
   · 장에 좋은 음식 챙겨 먹기 - 충분한 식이섬유, 저항성 녹말, 유산균

 제5강 **실천과제**

1. 하루 동안 밀가루와 정제 탄수화물 먹지 않기
2. 미생물의 먹이 챙기기 - 하루에 식이섬유 20그램 섭취하기

제2과

다이어트

1과에서는 건강과 다이어트에 관련된 기본 지식에 대해 공부했습니다. 최대한 이해하기 쉽고 간단하게 전달하고자 했지만 그럼에도 불구하고 다소 어렵게 느껴질 수 있습니다. 하지만 꼭 알아야 하는 기본 지식이니 만큼 반복해서 읽다 보면 차차 이해가 될 것입니다. 인슐린, 해독, 마이크로바이옴과 같은 주제들은 각각 책 한 권의 분량이 필요할 만큼 쉬운 내용은 아니라서 기본 개념만 제대로 이해해도 충분합니다. 우리는 연구하는 학자가 아니니까요. 내 몸을 스스로 셀프 코칭하기 위해서 딱 요만큼이면 충분하다고 생각합니다. 우리가 지금까지 단편적으로 알고 있던 내용들이 건강이라는 큰 틀 안에서 잘 정리되었으면 합니다. 다이어트를 위한 기본 지식을 갖추었으니 2과에서는 건강해지기 위한 다이어트 실전으로 들어가 보겠습니다. 준비되었나요?

다이어트 목표 세우기

세상의 모든 일이 그러하듯 다이어트를 시작하려면 먼저 목표를 명확하게 세워야 합니다. 여기에서 목표라고 하는 것은 한 달에 5킬로그램을 빼겠어, 10킬로그램을 빼고 말테야 하는 것이 아닙니다. 단순히 감량 수치에만 목표를 두게 되면 건강을 고려하지 않고 무리한 다이어트를 할 수도 있기 때문입니다. 적어도 다이어트 아카데미의 독자라면 건강한 몸을 만드는 것에 기준을 두고 목표를 세우기를 부탁드립니다.

체중과 체지방률

많은 다이어터들이 체중을 기준으로 감량목표를 정합니다. 물론 저도 체지방률에 대해 정확히 알기 전까지는 그랬습니다. 생각해 보면 우리 대한민국 여성들이 갖고 싶어 하는 몸매의 기준은 거의 공통되게 정해져 있는 것 같습니다. 주로 날씬하고 마른 연예인들이 그 기준일 경우가 많은데, 아마 예전에 유행했던 어느 노래의 가사처럼 160센티미터에 47킬로그램 몸무게 정도일겁니다. 저도 그 기준에 맞추기 위해서 다이어트에 집착했던 때가 있었습니다. 하지만 이제는 그 정도의 체중이라면 근육이 부족한 저체중의 몸이라고 인식하게 되었습니다. 체중이 조금 더 올라가더라도 체지방률이 낮은 편이 훨씬 좋다는 것을 알게 되었기 때문입니다. 근육이 충분하고 체지방이 적다면 보기에도 매우 탄탄해 보이고 실제 건강상태도 좋은 경우가 많습니다.

제가 닮고 싶은 연예인을 꼽으라면 이효리 씨가 그중 한 명입니다. 매일 아침 요가를 하고 차를 마시는 건강습관부터 세상을 이롭게 하는 일에 관심을 갖는 생각과 태도까지 닮고 싶어지는 사람입니다. 특히 탄력 있는 몸매와 매력적인 복근은 부러울 수밖에 없는데, 어느 날 방송을 보다가 깜짝 놀란 적이 있습니다. 절대 50킬로그램을 넘을 것 같지 않아 보이는 그녀가 뜻밖에도 55킬로그램의 체중을 갖고 있다는 것이었습니다. 놀랍지 않나요? 체중이 예상보다 높은 데도 불구하고 이효리 씨가 날씬해 보이는 데는 이유가 있습니다. 지방과 근육이 똑같은 무게일 때, 지방의 부피가 근육보다 더 크기 때문입니다. 또한 근육은 뼈에 단단하게 붙어 있는 반면 지방은 신체부위 중 어디든 상관 않고 사이즈를 키워 볼록볼록 튀어나오고 늘어져 있기 때문입니다. 그래서 같은 체중이라도 근육이 많으면 몸의 라인이 매끈하고, 지방이 많으면 라인이 매끈하지 않습니다. 그러니 우리는 몸에 꼭 필요한 지방만 남기고 불필요하게 많아진 체지방을 빼내는 것에 목표를 두어야 합니다.

그래서 체중이 아닌 체지방률이 기준이 되어야 하는데, 체지방률이란 몸에서 체지방이 차지하는 비율입니다. 같은 체중이라 할지라도 근육이 많고 지방이 적으면 체지방률이 낮고, 근육이 적고 지방이 많으면 체지방률이 높습니다. 그래서 단순히 몸무게가 아닌 건강한 체지방률이 다이어트의 목표가 되어야 하는 것입니다. 정확한 목표를 세우기 위해서 먼저 나의 체지방률을 알아야 합니다. 체지방률은 생체전기저항분석 방식으로 측정하는 인바디(InBody) 기계를 사용해서 알아낼 수 있습니다. 인바디는 이 기계를 만든 회사의 이름입니다. 오래전부터 널리 보급되어 있기 때문에 체성분을 측정하는 기계를 대표적으로 인바디라고 부르게 되었습니다. 인바디가 사용하는 생체전기저항분석 방식이란 지방에는 전기가 잘 흐르지 않고 상대적으로 수분이 많은 근육에는 전기가 잘 흐르는 원리를 적용한 방식입니다. 기기의 금속판에 신체의 일부를 접촉한 상태에서 전신에 미세한 전류를 흘려 측정하게 됩니다. 기계마다 측정 오차가 발생할 수 있기 때문에 가능하면 정확도를 높일 수 있는 고사양의 기계로 측정하는 것이 좋습니다. 고사양의 기계일수록 신체를 통과하는 주파수의 개수가 많아서 더 정밀한 측정이 가능합니다. 또한 하루 중 가급적 동일한 시간, 동일한 컨디션일 때 측정하여 비교하는 것이 좋으므로 아침에 일어나 공복 상태에서 가벼운 옷차림으로 측정하는 것을 추천합니다.

　우리가 목표로 하는 건강한 체지방률은 어느 정도일까요? 성별에 따라 목표 체지방률이 달라지는데, 그 이유는 신체 특성상 남성보다 여성에게 지방이 더 많기 때문입니다. 나이에 따라서도 목표가 달라질 수 있습니다. 아무래도 노화가 시작되면 근육을 늘리기 어려워지기 때문입니다.

먼저 여성의 기준을 살펴보겠습니다. 건강한 몸을 위한 체지방률은 22~25퍼센트입니다. 다이어트의 목표가 건강에 있다면 이 정도 수준으로 목표를 잡아 보세요. 보기에는 살짝 통통해 보일 수도 있는 체지방률입니다. 날씬하고 예뻐 보이는 체지방률은 19~21퍼센트 입니다. 흔히 마른탄탄이라고 부르는 체지방률이 되겠습니다. 옷을 입었을 때 여유가 느껴지고 핏이 살아나고 뱃살이 잡히지 않는 정도이므로 가장 많은 사람들이 원하는 체지방률일 것입니다. 저도 평소에는 이 구간에서 벗어나지 않기 위해 노력하고 있습니다. 체지방률이 15~18퍼센트로 내려가면 복근이 또렷해지고 전체적으로 근육질의 몸이 됩니다. 이 정도 수준의 체지방률을 유지하는 사람들은 식단과 운동을 철저하게 관리하고 있을 것입니다. 저도 바디프로필 준비기간에는 평소보다 조금 더 철저하게 관리해서 이 구간으로 내립니다. 하지만 지속적으로 이 수준을 유지하지는 않습니다. 제가 평상시에 유지하기를 원하는 몸은 19~21퍼센트의 몸이기 때문입니다. 물론 절대적인 기준은 없습니다. 나만의 목표를 정하면 됩니다. 체지방률이 15퍼센트 아래로 내려가면 거의 선수급이라고 할 수 있습니다. 일반인의 경우 특별한 이유가 없다면 굳이 이 구간을 목표로 삼을 이유는 없을 것 같습니다. 너무 낮은 체지방률을 유지하려다 건강상의 문제가 생기고 간혹 생리가 중단되기도 하기 때문입니다. 지방이 몸에서 하는 일 중에 대사와 호르몬 생성을 도와주는 기능이 있기 때문에 극도로 낮은 체지방률을 고집할 필요는 없습니다. 반대로 인바디 측정 결과 건강 체지방률의 경계선이라 할 수 있는 25퍼센트를 넘어갔다면 곧바로 관리에 들어가는 것이 좋겠습니다. 체지방의 특성상 일정 수준을 넘어가면 늘어나는 속도가 점점 빨라지기 때문입니다. 30퍼센트가 넘으면 비만으로 진행된 것이니 가능하면 빨리 체중조절을 시작해야 합니다.

남성의 기준은 어떨까요? 건강을 위한 체지방률은 15~19퍼센트 정도입니다. 건강이 목표라면 이 수준을 유지해도 충분하지만 좀 더 탄탄한 몸을 원한다면 12~14퍼센트 구간을 목표로 정해 보아도 좋습니다. 복근이 살짝 보이고 옷을 입으면 스타일이 살아나는 멋진 몸이 될 것입니다. 조금 더 욕심을 내어 조각 같은 근육을 원한다면 7~11퍼센트를 목표로 잡습니다. 남성은 기본적으로 근육이 많기 때문에 조금 더 높은 수준의 목표를 잡고 도전하는 것도 좋습니다. 남성이 비만으로 넘어가는 경계선은 체지방률 25퍼센트입니다. 25퍼센트를 넘어가면 복부 내장지방이 늘어나는 것은 순식간입니다. 남성은 기본적으로 근육이 많으므로 체지방이 늘어났다면 복부 내장지방일 확률이 높기 때문입니다.

목표를 정할 때는 현재 시점의 체지방률은 생각하지 말고 최종적으로 도달하고 싶은 목표를 정합니다. 현재의 체지방률이 내가 목표한 체지방률에서 너무 멀어 보여도 꾸준히 노력하면 분명 도달할 수 있습니다. 다만 내가 이상적으로 생각하는 목표 지점에 단기간에 도달하려고 생각하면 안 됩니다. 살이 쪘던 기간을 생각한다면 욕심은 버려야 합니다. 그래야만 느긋한 마음으로 스트레스를 받지 않고 목표에 도달할 수 있습니다. 3개월이 걸릴 수도, 1년, 2년이 걸릴 수도 있지만 이것을 당연하게 받아들여야 합니다. 이제 100세까지 사는 시대입니다. 앞으로 살아가야 할 날이 수십 년인데 목표에 도달하기까지 조금 오래 걸리면 어떻습니까. 적정 체지방률을 유지하는 것은 건강하게 살기 위해서 무엇보다 중요하기 때문에 반드시 필요합니다. 건강하게 사는 것에 더해 적정체중을 유지하는 내내 느끼는 만족감 또한 생각보다 훨씬 클 것입니다. 거울을 볼 때, 옷을 살 때 스트레스를 받지 않는 나, 앉았을 때 배가 접히지 않는 나를 상상해 보면 벌써 행복해지지 않나요? 이제 여러분의 마음속에 목표를 확실히 정할 시간입니다.

체지방 감량에는 공식이 있다

우리 몸에 켜켜이 쌓여 있는 지방은 분해되는 과정에서 대체적으로 감량 공식을 따릅니다. 안타깝게도 지방은 우리가 원하는 만큼 빠르게 빠지지는 않습니다. 이 감량 공식을 알게 된다면 한 달에 10킬로그램 감량이 얼마나 터무니없는 이야기인지 알게 될 것입니다. 지방이 분해된다는 것은 에너지로 전환되어 대사에 사용된다는 것을 뜻합니다. 강제로 몸 밖으로 빼내지 않는 한 대사 활동에 사용되어야만 지방이 줄어들 수 있습니다. 1과에서 설명한 신진대사를 기억해 볼까요? 대사

활동은 기초 대사, 활동 대사, 소화 대사로 나뉩니다. 기초 대사란 숨만 쉬면서 아무것도 하지 않고 누워 있어도 우리 몸의 기능을 유지하기 위해 사용되는 대사입니다. 신체 사이즈가 같으면 비슷한 기초 대사량을 갖게 됩니다. 활동 대사는 일상생활에서 몸을 움직이거나 운동을 할 때 쓰이는 대사입니다. 움직이는 시간과 강도에 비례합니다. 또한 체중이 많이 나가거나 근육이 많으면 대사량도 늘어납니다. 소화 대사는 음식물이 소화될 때 일어나는 대사인데, 물을 충분히 마시면 조금은 더 올릴 수 있습니다. 대사가 잘 이루어지면 체지방도 잘 분해되므로 다이어트를 할 때 좋은 성과를 얻을 수 있게 됩니다.

우리가 체지방을 줄이는 방법은 두 가지입니다. 음식의 섭취를 줄이거나 활동 대사량을 늘려 주면 됩니다. 물론 두 가지를 함께 해도 됩니다. 그렇다면 음식의 양을 얼마나 줄이고 활동량을 얼마나 늘려 주면 될까요?

섭취량과 활동량에 따라 분해할 수 있는 지방의 양을 계산하는 방법을 알려 드리겠습니다. 대사량 예시표 중에서 활동량이 가벼운 키 161센티미터, 체중 52킬로그램 여성을 예로 들겠습니다. 이 여성은 하루에 총 1,991칼로리의 에너지를 사용합니다. 이 여성이 지방 1킬로그램을 뺀다고 가정해 봅시다. 지방 1킬로그램이 연소되기 위해서는 약 7,700칼로리의 에너지를 사용해야 합니다. 이 열량만큼 섭취량을 줄이거나 활동량을 늘리면 됩니다. 단순하게 계산하면 4일 정도 아무것도 먹지 않거나 15시간 동안 시속 10킬로미터의 속도로 쉬지 않고 달리면 연소될 수 있는 에너지양입니다. 물론 현실적으로는 불가능한 방법이고 실제 그렇게 되지도 않습니다. 사람인 우리가 자동차가 연료를 태우듯 계속 달릴 수는 없으니까요. 다만 지방 1킬로그램 감량이 생각처럼 쉽지 않음을 짐작할 수 있습니다.

대사량 예시표

남자: 174cm 70kg, 여자: 161cm 52kg

활동량	성별	기초 대사량 (kcal)	활동 대사량 (kcal)	소화 대사량 (kcal)	하루 대사량 (kcal)
아주 가벼운 활동 (고시생)	남	1,687	506	244	2,437
	여	1,120	336	162	1,618
가벼운 활동 (앉아 있는 사무직)	남	1,687	1,012	300	2,999
	여	1,120	672	199	1,991
보통 활동 (몸을 움직이는 직업)	남	1,687	1,181	319	3,187
	여	1,120	784	212	2,116
심한 활동 (격하게 움직이는 직업)	남	1,687	1,518	356	3,561
	여	1,120	1,008	236	2,364

그러면 현실적으로 먹는 양을 줄이는 경우를 계산해 봅시다. 섭취량을 극도로 줄이게 되면 우리 몸은 기아상태로 인식해서 절약모드에 돌입하고 대사를 낮추기 때문에 지나치게 많이 줄일 수는 없습니다. 절약모드로 들어가지 않고 원활한 대사를 하게 만들면서 줄일 수 있는

최소 섭취량은 기초 대사량인 1,120칼로리 만큼입니다. 하루에 적어도 1,120칼로리를 먹어야 신체 활동이 원활하게 돌아가고 기아상태, 즉 체지방을 아끼는 상태가 되지 않습니다. 이 경우 하루 총 대사량 1,991칼로리 대비 약 800칼로리 가량을 덜 섭취하게 되는 것이므로 약 10일이면 7,700칼로리에 해당하는 지방 1킬로그램을 감량할 수 있게 됩니다.

음식을 줄이지 않고 하루 총대사량인 1,991칼로리만큼 섭취하면서 활동 대사를 늘리는 방법으로 감량한다면 어떨까요? 시속 10킬로미터의 속도로 쉬지 않고 1시간을 달리면 약 500칼로리가 소모됩니다. 따라서 매일 1시간씩 달리게 되면 약 15일 후에는 체지방 1킬로그램이 감량되는 것입니다. 만약 두 가지 방법을 함께 병행한다면 어떨까요? 하루 대사량인 1,991칼로리에서 음식으로 800칼로리를 줄이고 운동으로 500칼로리를 소비했으므로 총 1,300칼로리를 더 사용하는 것이 되니 계산상으로는 6일 정도 걸리겠네요.

하루 대사량인 1,991칼로리를 먹는다는 것의 의미도 정확히 짚어 보겠습니다. 우리가 하루에 대사해내는 에너지의 양은 그리 많지 않습니다. 그래서 하루 대사량만큼 먹는다는 것은 한식으로 밥과 몇 가지 반찬 1인분 정도를 하루 세끼 먹는 것을 말합니다. 식욕이 원하는 대로 마음껏 먹는 것이 아닙니다. 1인분을 넘게 먹으면 안 됩니다. 중식당에서 자장면 한 그릇과 함께 요리를 곁들여도 안 됩니다. 햄버거 세트로 한 끼를 먹어도 안 됩니다. 간식을 과하게 먹어도 안 됩니다. 이 말을 하는 이유가 있습니다.

한번은 원래 대식가였던 사람이 있었는데 다이어트를 위해서 이전보다 훨씬 줄여서 먹는데도 불구하고 살이 전혀 빠지지 않았습니다. 나중에 그 이유를 알고 보니 본인은 양을 줄였다고 생각했지만 줄였다고 생각했던 양이 정작 하루 대사량만큼의 충분한 양이었기 때문이었습니다. 나름대로 열심히 노력했지만 허무한 순간이었습니다. 그 원인을 파악한 후 정확한 대사량에 따른 섭취량을 적용하고 나서야 다이어트에 성공할 수 있었습니다. 다시 한번 말하지만 우리가 하루에 대사해 내는 칼로리는 여러분이 생각하는 것보다 적습니다.

그런데 막상 현장에서 다이어트 프로그램을 진행하다 보면 위에 설명한 공식대로 변화하지 않는 경우가 많습니다. 그 이유는 사람에 따라 건강상태가 다르고 노화의 정도, 유전적 요인, 다이어트 경험 등이 다르기 때문입니다. 현재 시점에서 체지방을 원활하게 대사해 낼 수 있는 건강상태가 아니라면 먼저 대사능력이 회복되어야 하기 때문에 시간이 좀 더 걸릴 수 있다는 것을 기억해야 합니다.

앞의 공식에서 예로 든 세 가지 방법 중에 마지막 방법인 하루 1,120칼로리를 먹으며 매일 1시간씩 운동을 하는 것은 막상 해 보면 쉽지 않을 것입니다. 또한 공식이 자로 잰 듯 정확히 맞아 떨어지지도 않습니다. 그럼에도 불구하고 공식을 설명하는 이유는 목표에 도달하기 위해 어느 정도의 시간과 노력이 필요한지 어림잡아 예측해 보기 위해서입니다.

목표에 맞는 다이어트 기간 정하기

체지방 감량 공식을 배웠으니 이제 목표기간을 설정해 볼까요? 일단 인바디와 같은 체성분 측정기계로 근육량, 체지방량, 체지방률을 알아냅니다. 목표 체지방률에 도달하기 위해 근육을 얼마나 늘리고 지방을 얼마나 줄일 것인지 정합니다. 식사량만 조절할지 운동도 병행할지 정해 봅니다. 사람에 따라 건강상태와 체중이 다르고 운동 수행능력에 차이가 있으므로 처음에는 식사량 조절부터 시작해도 좋습니다. 식단관리를 통해서 차츰 체중이 줄고 컨디션이 좋아지면 운동을 추가할 수 있습니다. 처음 식단조절을 시작할 경우 하루에 500칼로리의 식사량을 줄이는 것에 목표를 둡니다. 이 정도 양을 제시하는 이유는 일상생활에 지장을 주지 않으면서 음식에 대한 갈망도 커지지 않을 수 있는 수준이기 때문입니다. 한꺼번에 많은 양을 줄이면 며칠 동안은 억지로 참을 수 있겠지만 어느 순간 폭발하는 식욕을 참기 어려워집니다. 그러므로 처음부터 지나친 욕심을 내지 않는 것이 좋습니다. 이렇게 한 달 정도 식사량을 조절하게 되면 체지방 2킬로그램 정도를 감량할 수 있습니다.

4킬로그램을 빼려면 2개월, 6킬로그램을 빼려면 3개월, 10킬로그램을 빼려면 5개월 정도가 걸리겠구나 하는 목표기간이 정해질 것입니다. 어쩌면 이 글을 읽는 순간 실망하는 사람이 있을 지도 모르겠습니다. 열심히 다이어트를 하면 한 달에 10킬로그램 정도는 빠질 거라는 생각을 가진 사람들이 의외로 많습니다. 그래서 누군가 다이어트를 해서 살이 쭉 빠졌다는 말을 들으면 갑자기 조급한 마음이 들고 굶어서라도 단기간에 많은 체중을 빼겠다고 결심합니다. 하지만 그런 유혹에 흔들리면 안 됩니다. 우리 몸의 지방은 그렇게 호락호락하지 않습니다. 앞에서 설명한 대로 지방은 냉동고에 꽁꽁 얼려 놓은 장기보관 음식과 같습니다. 그것을 먹기 위해 꺼내어 해동하고 조리하는 시간이 필요하듯 에너지로 사용되어 비워지려면 충분한 시간이 필요합니다.

누군가 해냈다는 초고속 감량의 비밀은 체지방과 더불어 지켜야 하는 근육과 수분이 함께 줄어든 것입니다. 체중계의 숫자는 빨리 내려갔을지 모르겠지만 피부는 수분 손실로 인해 늘어지고 윤기를 잃고, 머리카락은 빠지고, 몸의 염증은 해결되지 않으니 요요를 피할 수 없게 되어 결국 원래대로 빠르게 돌아가게 됩니다. 절대 부러워하지 마세요. 차분하고 꾸준하게 체지방을 줄여 나가면 시간은 조금 더 걸리겠지만 결국 놀라운 변화를 경험하게 될 것입니다.

또 하나 당부하고 싶은 것이 있습니다. 일단 다이어트를 시작하게 되면 정상 체지방률로 내려갈 때까지 절대 멈추지 말라는 것입니다. 감량해야 할 체지방이 많은 사람들이 꾸준히 잘 해나가다가 어느 정도 빠졌을 때 중간에 쉬어 가는 경우가 있습니다. 특히 체지방률이 40퍼센트가 넘는 사람의 경우 90일 다이어트를 했을 때 보통 7퍼센트 정도 감량이 되는데, 이 사람은 7퍼센트를 뺐더라도 여전히 30퍼센트 중후반의 체지방률을 갖게 됩니다. 이때 멈추게 되면 다시 감량 전의 상태로 돌아가기가 쉽습니다. 왜냐하면 여전히 정상적인 대사기능을 회복한 상태가 아니기 때문입니다. 대사기능이 회복되어서 먹은 만큼 에너지를 쓰고, 몸이 필요로 하는 만큼만 먹을 수 있도록 조절하는 호르몬 기능이 회복될 때까지는 멈추지 말아야 합니다.

사람마다 빠지는 속도가 다른 이유

많은 사람들과 다이어트를 진행해 보면 사람마다 빠지는 속도에 차이가 나는 것을 보게 됩니다. 그것은 시작할 때의 몸 상태가 각각 다르기 때문에 당연한 일입니다. 하지만 그 당연함이 때로는 우리를 시험에 들게 하기도 합니다. 생각해 보면 다이어트를 결심한다는 것은 절대로 쉬운 일이 아닙니다. 지금까지 살아 왔던 생활습관, 식습관을 바꾸겠다는 결심과 함께 더 부지런해지겠다는 비장한 각오도 필요하니까요. 감량해야 할 체지방이 많을수록 이 결심은 더 어려워지곤 합니다. 그건 아마도 과거의 경험을 통해 그 과정이 얼마나 힘들지 예상되기 때문일 것입니다. 하지만 건강하게 살기 위해서 언젠가는 해결해야 할 숙제라는 것을 누구나 알고 있기에, 망설이고 또 망설이더라도 결국에는 다이어트를 결심하게 되는 것 같습니다.

그런데 그 어려운 결심을 하고 시작했건만 도중에 좌절하는 경우를 종종 보게 됩니다. 본인의 예상보다 빨리 감량되지 않을 때, 함께 시작한 다른 사람들에 비해 나만 더디게 변화할 때 많이 실망하게 됩니다.

그렇지만 감량 속도에 차이가 나는 데에는 다 이유가 있습니다. 그 이유를 발견하는 일은 여러분의 몫입니다. 그러니 지금까지 살아온 환경을 한번 돌아보고. 스스로를 점검해 보면 어떨까요?

첫째, 유전적인 원인이 있습니까? 나의 가족은 살이 찐 편인가요? 가족 구성원이 모두 살이 찐 편이라면 가족이 즐겨 먹는 음식이 유전의 원인일 것입니다. 후성 유전학의 관점에서 보면 먹는 음식에 따라 유전자의 활동이 바뀌기 때문입니다. 타고난 유전자는 살아가는 환경에 따라 얼마든지 다르게 발현될 수 있다는 것이 후성 유전학입니다. 똑같은 유전자를 가진 일란성 쌍둥이라도 각자 살아온 환경과 식습관에 따라 전혀 다른 신체 상태를 갖게 되기도 합니다.

저희 집 식구들은 모두 마른 편에 속했습니다. 살찌지 않는 유전자를 갖고 있다고 볼 수 있겠지만 사실 그 유전자는 먹는 음식에서 많은 영향을 받은 것입니다. 저는 성장기 내내 엄마가 직접 만들어 주는 음식을 먹었고 고기반찬보다는 나물종류와 해산물을 많이 먹었습니다. 외식은 거의 하지 않았고 삼시 세끼 외의 군것질도 없는 식단이었습니다. 그 당시엔 배고프면 밥을 먹고 배부르면 아무것도 먹고 싶지 않은, 항상 같은 체중을 유지하는 매우 정상적인 대사를 갖고 있었습니다. 그러다가 대학생활을 시작하면서부터 외식을 자주 하게 되었고 빵을 사랑하는 빵순이가 되었는데 정상적인 식사를 하지 않아도 빵만으로 너무 행복했습니다. 식빵 한 봉지 정도는 한 번에 먹을 수 있을 정도로 빵을 좋아했습니다. 지금 돌이켜 보면 그때부터 저의 다이어트 인생이 시작되었던 것 같습니다. 먹는 음식이 바뀐 후부터 시도 때도 없이 폭발하는 식욕으로 인해 과자와 빵을 정신없이 먹었고, 어느 순간 정신을 차려 보면 늘어난 체중때문에 옷이 꽉 끼어서 스트레스를 받았습니다. 그러면 빨리 살을 빼기 위해 며칠 동안 굶는 다이어트를 하고 이후 또다시 식욕이 폭발하는 과정을 반복했습니다. 소위 죽음의 다이어트로 겨우겨우 체중을 지켜내긴 했지만 건강을 잃어 갔습니다. 어지러워서 픽픽 쓰러지기도 했으니까요.

한번은 제 인생에서 처음으로 57킬로그램까지 체중이 불어난 순간이 있었는데, 직장 때문에 친척집에서 살 때였습니다. 작은 엄마는 요리솜씨가 좋고 사람들에게 요리해 주는 것을 행복해하는 분이었습니다. 조카를 위하는 마음에 정성껏 챙겨 주시는 밥 세끼는 기본이고 간식과 야식까지 먹다 보니 어느새 살이 포동포동 쪄 있는 저를 발견하게 되었습니다. 이후 직장 가까이에 집을 옮겨 독립하고 나서야 체중은 제자리를 찾을 수 있었습니다.

제 경험을 통해 알 수 있듯이 가정 내에서 즐겨 먹는 음식들이 온 가족의 체중과 건강에 많은 영향을 줍니다. 특히 요즘은 야식으로 편리하게 먹을 수 있는 배달 음식들로 인해 온 가족이 모두 비만해지는 경우가 많으니 가족의 식습관을 점검해 보아야 합니다.

둘째, 생활습관은 어떤가요? 집에 있을 때의 나는 주로 누워 있는지 끊임없이 움직이는지, 걷는 것을 좋아하는지 가까운 거리도 차를 타고 가는지. 물을 잘 마시는 편인지 아닌지. 내가 하는 일이 활동이 많은 일인지 앉아서 하는 일인지. 많은 양을 먹지는 않지만 습관적으로 군것질을 하고 있는지 생각해 봅시다. 나쁜 습관들이 오랫동안 조금씩 쌓여서 결국에는 몸의 대사기능을 떨어뜨리게 됩니다.

셋째, 현재의 건강상태는 어떻습니까? 몸에 체지방이 많은 상태라면 염증도 많을 확률이 높습니다. 몸에 염증반응이 많게 되면 신진대사는 현저하게 떨어집니다. 체중이 많이 나갈수록 뺄 살이 많으니 빨리 빠질 거라고 생각하지만 실제로는 그렇지 않습니다. 같은 체지방률이라도 피하지방이 많은지 내장지방이 많은지에 따라 감량속도도 달라집니다. 내장지방이 많을수록 염증이 많기 때문입니다. 또한 지방간이 심할 경우에는 지방대사가 잘 이루어지지 않습니다. 마이크로바이옴이 건강하지 않아서 장의 상태가 좋지 않아도 대사는 느려집니다. 몸이 건강하다는 것은 대사가 정상적으로 이루어진다는 것이기 때문에 건강해야 체지방도 빨리 분해됩니다. 다이어트를 시작하고 초반 감량 속도가 느리다면 그 느린 속도만큼 내 몸의 건강상태가 좋지 않았었다고 생각하고 실망하면 안 됩니다. 분명히 말씀드리지만 기간이 얼마나 걸리든 우리는 건강해질 수 있습니다.

다음의 표는 개인차에 따른 감량 패턴을 나타내는 표입니다. 나의 상황과 비교해서 감량 패턴을 예측할 수 있습니다.

타입별 체중 감량 패턴표

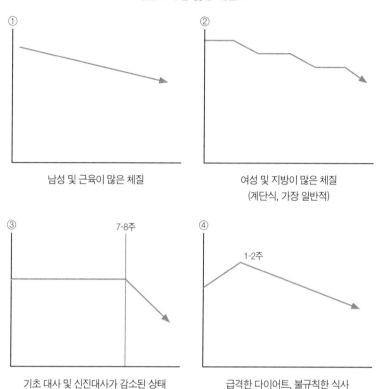

① 남성 및 근육이 많은 체질

② 여성 및 지방이 많은 체질
(계단식, 가장 일반적)

③ 기초 대사 및 신진대사가 감소된 상태 (7-8주)

④ 급격한 다이어트, 불규칙한 식사 (1-2주)

① 운동형 : 체내의 영양 밸런스가 양호하거나 근육질이 양호하게 형성되어 처음부터 감량이 잘되는 사람
② 일반형 : 1차 감량 후 부족한 근육질을 다시 만들어 주고 난 후 다시 감량이 진행되는 사람
③ 갱년기형 : 영양 부족, 호르몬, 혈압약, 피임약 등 장기간 약물 복용, 굶는 다이어트, 음주 등으로 몸의 기능이 회복된 후 감량이 진행되는 사람
④ 허약/노인형 : 근육이 너무 적거나 영양 부족일 때 채워 주는 과정이 필요한 사람

단기 감량은 위험하다

 살을 빨리 뺄 수 있는 방법이 있긴 합니다. 오로지 체중계의 숫자를 줄이는 것에만 초점을 맞추면 가능합니다. 사람의 몸은 70퍼센트 가량이 수분으로 이루어져 있습니다. 그래서 수분을 빼내면 체중은 눈에 띠게 줄어들게 됩니다. 이뇨작용을 돕는 차를 마시거나 사우나에 가서 땀을 흘리면 체중계의 숫자는 훅 내려가게 됩니다. 순간적으로 기분은 좋겠지만 물만 마셔도 다시 살이 찌는 느낌이 들게 될 것입니다. 또 음식을 극도로 제한해서 일시적으로 체중을 낮추면 역시 잠시 동안은 기분이 좋아질 수 있습니다. 그러나 그렇게 살을 빼서 몸이 기아상태에 돌입하면 들어오는 음식을 에너지로 다 쓰지 않고 차곡차곡 지방으로 쌓게 됩니다. 소비형 몸에서 에너지를 아끼는 저장형 몸으로 바뀌게 되는 것입니다. 게다가 극단적인 칼로리 제한 다이어트로 스트레스를 받은 몸은 호르몬이 정상적으로 활동하지 못하게 되고 조절능력을 상실하게 됩니다. 잠깐 줄었던 체중을 보며 느꼈던 행복감은 잠시뿐이고 건강상태는 더욱 나빠지게 될 것입니다. 현명한 우리는 더 이상 그런 식의 다이어트를 원하지 않게 되었습니다. 다이어트의 목적은 단순하게 살을 빼는 것이 아니라 건강해지는 것에 있음을 반드시 기억하시기 바랍니다. 건강한 몸은 불필요한 체지방을 쌓지 않습니다. 건강해지면 살은 저절로 빠지게 되는 것입니다.

바디프로필의 환상

　최근에는 일반인들도 바디프로필을 즐겨 찍습니다. 아름다운 몸을 만들어 사진으로 남기는 일은 일상에 활력을 주는 기분 좋은 도전입니다. 저도 계속해서 도전하고 있는 일이기도 합니다. 그런데 목표가 잘못 설정될 경우 인생사진 한 장 건지자고 건강을 해치는 일이 생기기도 합니다.

　일반인이 전문적인 피트니스 선수 수준의 몸을 만들기 위해서는 피나는 노력이 필요합니다. 물론 그 노력의 과정은 멋진 일이고 박수 받아 마땅하지만 체지방률을 과하게 낮추는 것은 건강에 결코 좋지 않습니다. 더구나 짧은 기간 동안 급격한 다이어트로 몸을 만든다면 몸에 이상 징후들이 나타나게 되고 다시 원래대로 돌아가려는 작용이 강하게 나타납니다. 그래서 바디프로필을 찍은 직후 매우 짧은 기간 안에 체중이 다시 늘어나거나 식욕 조절 능력을 상실하는 일이 발생하기도 합니다. 아름다운 사진을 남기기 위해 수분을 말리고 극단적인 식단을 유지하다가 호르몬의 기능을 망가뜨리게 되는 것입니다. 그 멋진 사진 속의 내가 막상 현실에는 존재하지 않는다면 무슨 소용일까요.

　제 바디프로필 촬영의 목표는 조금 다릅니다. 선수들만큼 근육이 발달하지 않아도, 복근이 조각처럼 또렷하지 않아도 평소 유지하고 있는 건강한 몸을 아름답게 찍는 것입니다. 그리고 한 번으로 끝내지 않고 주기적인 바디프로필 촬영을 하면서 최상의 몸 상태를 유지하기 위해 노력하고 있습니다. 여러분이 다이어트에 어느 정도 성공했다 싶은 시점에서 바디프로필에 도전해 보면 어떨까요? 충분히 새로운 자극이 될 수 있습니다. 사진을 찍는 순간만을 위한 몸이 아니라 평소에도 유지되는 진짜 건강미 넘치는 몸을 남기길 권해 드립니다. 새로운 목표를 정하고 도전한다면 활력이 넘치게 되고 즐겁게 준비할 수 있게 될 것입니다. 어제보다 한 뼘 나아진 나를 만들어 가는 일은 행복한 일이니까요.

제6강 **핵심정리**

1. 다이어트의 목표는 체중이 아니라 체지방률이 기준이다.
2. 체지방 1킬로그램을 빼려면 7,700칼로리를 덜 먹거나 더 쓰면 된다.
3. 여성 체형별 체지방률
   · 근육형태가 드러나는 몸 - 15~18퍼센트
   · 마른탄탄한 몸 - 19~21퍼센트
   · 건강한 몸 - 22~25퍼센트
   남성 체형별 체지방률
   · 또렷한 근육이 드러나는 몸 - 7~11퍼센트
   · 근육형태가 드러나는 몸 - 12~14퍼센트
   · 건강한 몸 - 15~19퍼센트
4. 다이어트가 필요한 체지방률- 여성 25퍼센트 이상, 남성 20퍼센트 이상
5. 사람마다 살 빠지는 속도가 다른 이유
   · 유전적인 특성, 생활습관, 건강상태, 다이어트 경험 차이
6. 단기감량은 건강을 해친다.

 제6강 **실천과제**

1. 나의 체지방률을 파악하고 목표 체지방률 정하기
2. 살 빠지는 속도가 달라지는 요인을 감안해서 다이어트 기간 계산하기

내 몸을 파악하자

목표 체지방률과 기간을 설정했으면 스스로 내 몸을 진단해 봅시다. 정확한 진단을 위해 병원에서 건강검진을 하거나 간단한 혈액검사를 하는 것도 좋습니다. 혈압, 중성지방, 콜레스테롤 수치, 간수치, 혈당 수치 등의 건강지표가 다이어트 후에 어떻게 변화되는지 체크해 봅니다. 다이어트 후에 건강지표가 좋아졌다면 성공적인 다이어트입니다. 그리고 반드시 체성분을 측정합니다. 대부분의 지역 보건소에 인바디가 설치되어 있습니다. 인바디는 다양한 사양이 있으니 좀 더 정확한 분석을 위해서는 고사양의 기기로(InBody770 모델 이상) 측정하면 좋습니다. 인바디의 결과지에서 유념해서 보아야 할 내용은 골격근량, 체지방량, 체지방률, 내장지방레벨, 세포외수분비 항목입니다. 인바디 결과지 지표를 기준으로 표준 범위 내로 들어오는 것을 목표로 잡습니다. 보건소에서 측정한다면 담당 직원들이 자세하게 설명해 줄 것입니다. 인바디 결과에 따라 크게 4가지 정도의 비만 형태로 구분해 보았습니다. 나는 어디에 해당하는지 생각해 볼까요?

마른비만형

누가 봐도 적정체중에 날씬한 몸이지만 나만 아는 고민이 있는 경우입니다. 그 고민은 아마도 살짝 튀어나온 뱃살일 확률이 높습니다. 체중이 적게 나감에도 불구하고 복부지방이 있다는 것은 체중 대비 골격근량이 부족하다는 것입니다. 키에 따라 다르긴 하지만 체중 50킬로그램 정도를 기준으로 골격근량이 20킬로그램도 채 안 되는 경우입니다. 이런 사람은 날씬해 보여도 체지방률이 25퍼센트를 넘게 되는데 몸이 전체적으로는 날씬하기 때문에 실제 사이즈에 비해 배가 더 나와 보입니다. 또한 체력이 약할 수 있습니다.

마른비만형은 지방을 줄이는 것과 동시에 근육을 늘리는 목표를 함께 세우는 것이 좋습니다. 근육을 늘리는 것이 생각보다 쉽지 않기 때문에 지방만 감량하는 다이어트보다 더 노력해야 합니다. 식단과 더불어 운동을 반드시 병행합니다. 근육을 빨리 늘리기 위해서는 체중을 늘렸다가 지방만 다시 빼는 방법을 선택하기도 합니다만, 여성들 중에 이 방법을 원하는 분은 거의 없습니다. 저도 마른 비만이었는데 아무리 근육을 늘리기 위한 목적이라 해도 굳이 살을 찌우고 싶지는 않았습니다. 시간이 좀 더 걸리더라도 꾸준히 단백질을 잘 섭취하는 식단을 지속하면서 운동을 통해 근육을 늘려 가고 있습니다. 근육이 적은 사람들은 하체가 빈약한 경우가 많습니다. 우리 몸의 근육 중에서 허벅지 근육이 차지하는 비율이 높기 때문인데, 하체 근육을 키우는 운동을 하면 골격근량을 늘리는 데 도움이 됩니다. 스쿼트나 런지, 계단 오르기 같은 운동이 도움이 되고 실내 바이크는 하체근육을 키우기에 좋은 운동입니다.

마른 비만형의 사람은 수영장이나 목욕탕에 함께 가지 않는 한, 옷을 입은 상태에서 육안으로는 도저히 알 수가 없습니다. 눈대중으로 체지방률을 짐작할 수 있는 능력을 가진 저조차도 가늠하기 힘들 정도니까요.

그래서 다이어트를 하고 싶다는 서은 씨의 말을 들었을 때 깜짝 놀랄 수밖에 없었습니다. 서은 씨는 인터넷 쇼핑몰 모델로 활동할 정도로 예쁜 체형의 마른 몸을 갖고 있었고 누가 봐도 부러워 할 몸매의 소유자였기 때문입니다. 다이어트를 시작하기 위해 인바디를 측정했고, 그 결과 25.3퍼센트의 체지방률을 확인한 순간 한 번 더 놀랄 수밖에 없었습니다. 이렇게 마른 몸에서도 이 정도의 체지방률이 나올 수 있구나 하고 말입니다. 서은 씨가 다이어트를 결심하게 된 계기는 단순히 뱃살 때문만은 아니었습니다. 날씬한 몸이지만 불규칙한 식사와 건강하지 않은 음식들로 인한 복부 지방이 많았고 일상에서 늘 피곤함을 느낀 데다 피부 트러블도 심해져서 해독을 통해 개선하고 싶었기 때문입니다. 저와 함께한 90일간의 다이어트가 끝나고 그 결과, 뺄 것이 하나도 없어 보였던 몸에서 체지방이 6킬로그램이나 빠졌고 근육은 1.6

킬로그램이 늘어나 최종 체지방률이 13.7퍼센트가 되었습니다. 무려 11.6퍼센트의 체지방률이 줄었는데 서은 씨도 저도 기대하지 못했던 놀라운 결과였습니다. 복부 지방이 줄고 해독이 되어 어떤 운동도 가뿐히 할 수 있는 체력을 갖게 되었고 붓기도 빠지고 빛나는 얼굴이 되었습니다. 이제 서은 씨는 다이어트 아카데미에서 배운 대로 실천하면서 2년 째 잘 유지하고 있습니다. 다이어트를 제대로 배워서 스스로 자기 몸을 건강하게 관리하고 완벽하게 유지하고 있는 서은 씨를 생각하면 다이어트 멘토로서 뿌듯한 보람을 느끼게 됩니다.

통통비만형

비만이라 부르기엔 조금은 미안한 체형입니다. 정상체중을 조금 벗어난 과체중이라고 보면 됩니다. 여성의 경우 키 160센티미터 기준으로 55~60킬로그램, 체지방률 25~35퍼센트 정도의 몸이라고 볼 수 있겠습니다. 통통비만형의 사람들은 두 가지 양상으로 나뉘는데 다이어트에 관심이 전혀 없고 일상이 불편하지 않다고 느끼는 사람들이 하나, 다이어트에 대한 욕구가 매우 강한 사람들이 다른 하나입니다. 후자의 경우가 다이어트를 했을 때 가장 만족스러운 효과를 경험하는 사람들입니다. 노력하는 만큼 살도 잘 빠지고 몸의 컨디션도 좋아져서 일상에 활력이 생기게 되기 때문입니다. 손으로 만지면 잡히던 뱃살이 사라지니 어떤 옷을 입어도 핏이 살아나고 스트레스도 확 줄어듭니다.

얼굴의 붓기도 빠지고 피부가 빛나게 되니 어디를 가도 예뻐졌단 소리를 듣습니다. 이렇게 좋은 결과를 기대할 수 있기에 가장 만족도가 높을 수밖에 없습니다.

그런데 그다지 관심이 없는 통통비만형이라도 다이어트를 해야 하는 중요한 이유가 있습니다. 이 시기가 바로 골든타임이기 때문입니다. 당장은 건강상에 별 문제가 없다고 해도 나이가 들면서 야금야금 비만이 진행되고 어느 순간에는 체지방이 갑자기 훅 늘어나서 고도비만으로 진입하기 때문입니다. 체지방률이 30퍼센트가 넘어가면 그 이후에는 가속도가 붙기 때문에 정신을 차렸을 때는 이미 너무 멀리 갔을 수 있습니다. 쉽게 정상체중으로 되돌릴 수 있는 시기가 지나가면 그 이후에는 몇 배의 시간과 노력이 필요합니다. 호미로 막을 것을 가래로 막게 되는 것입니다. 그러므로 인바디 측정결과가 표준 범위에서 크게 벗어나지 않았더라도 표준 범위 안으로 들어가려는 노력이 꼭 필요합니다.

제가 운영하는 건강 다이어트 밴드에는 정말 열심히 관리하고 있는 통통비만 회원들이 많습니다. 매일 운동을 하며 건강과 체중을 지키기 위해 노력하고 있습니다.

하루는 예산에 사는 50대 회원이 연락을 해 왔습니다. 살을 좀 빼고 싶으니 방법을 알려 달라는 요청이었어요. 4년 전에 유방암 수술을 했고 그 이후 잘 회복하고 있으나 살이 쪄서 고민이라 예쁘게 빼고 싶다고 했습니다. 키가 작은 편인데 53킬로그램 정도라서 본인의 최저 체중인 47킬로그램 정도로 빼기를 원했습니다. 체지방률 30퍼센트 정도의 통통비만형인 경우라 그리 어려운 케이스가 아니었고 상담 후 바로 다이어트에 돌입했습니다. 그런데 다이어트 아카데미에서 건강과 다이어트에 대해 배우고 평소 좋아하던 맥주를 90일 동안 입에 대지도 않을 만큼 열심히 했는데도 불구하고 예상과는 달리 결과는 기대의 절반 정도밖에 미치지 못했습니다. 이처럼 예상보다 더디게 진행되는 경우가 간혹 있는데 주요 원인은 그동안 칼로리 제한 다이어트 경험이 많았거나, 약물을 사용했던 경험이 많거나, 인슐린 저항성으로 인해 호르몬의 작용이 원활하지 않은 경우입니다. 체중이 목표했던 만큼 빠지지는 않았지만 과거 병력을 감안하면 좋은 결과임에는 틀림없었습니다. 식욕이 컨트롤 되었고 육안으로 보이는 체형의 변화는 눈에 띄게 좋아졌기 때문에 본인은 매우 만족하게 되었습니다. 이후 바디프로필 촬영도 하고 지속적인 노력을 계속 하면서 매일매일 더 젊어지고 예뻐지는 중이라고 합니다.

복부비만형

전체적으로 과체중이면서 유독 배가 많이 나온 경우입니다. 만약 옆으로 누웠을 때 배가 바닥에 닿는다면 당장 다이어트에 돌입해야 합니다. 복부비만형은 주로 40대 이후가 많은데 흔히 나잇살이라고 생각하고 대수롭지 않게 생각합니다. 하지만 건강 검진을 하면 빨간 불이 들어오기 일보 직전일 것입니다. 당뇨 전 단계, 고혈압 전 단계, 고지혈증 전 단계와 같은 진단을 받을 가능성이 높습니다. 술을 좋아하는 애주가들, 혹은 먹는 양이 많지는 않지만 달달한 탄수화물이나 면 종류, 떡을 좋아하는 사람들이 여기에 속할 것입니다. 복부비만형들은 인바디 측정 결과 내장지방레벨이 높은데, 내장지방은 염증이 많은 위험한 지방이기 때문에 방치하면 자칫 건강에 문제가 생기게 됩니다. 지방간 혹은 지방췌장이 되어 인슐린 호르몬이 정상작동하지 않는 인슐린 저항성에 걸리면 대사가 저하될 뿐만 아니라 염증으로 인해 혈관의 상태도 나빠지게 됩니다. 그러므로 식단관리와 운동을 통해 내장지방을 줄이려는 노력을 반드시 해야 합니다. 그럼에도 불구하고 사람들은 다이어트에 많은 시간과 노력을 들여야 함을 알기에 쉽게 결심하지 못합니다. 하지만 내장지방이 많은 사람일수록 해독의 관점에서 다이어트가 필요합니다.

　40대 이후라면 여성, 남성 할 것 없이 복부에 살이 붙습니다. 10년 전과 똑같이 먹는데도 불구하고 늘어나는 뱃살을 감당할 수 없게 됩니다. 이것을 나이 탓이라고 당연하게 받아들이면 절대로 안 됩니다. 얼마든지 건강하게 살 수 있는데 질병으로 발전하는 것을 방관하는 사람들이 의외로 많습니다. 미리 관리하지 않고 몸이 병들 때까지 기다리다가 병원에서 약물로 해결하면 된다고 생각하면 안 됩니다. 약물은 대사이상을 근본적으로 치료하고 낫게 하지 못하기 때문입니다. 단지 질병이 생명을 위협하지 않게 통제하고 조절할 뿐입니다. 100세 이상을 실어 내야 하는 시대에 병원에 누워서 30년을 보낸다면 얼마나 슬픈 일이겠습니까.

복부비만은 술을 마시지 않는 사람에게도 찾아옵니다. 저와 동갑인 저의 남편은 술을 전혀 못합니다. 평소에 과식을 하는 편도 아니고 나름 운동도 꾸준히 하고 있습니다. 그럼에도 불구하고 건강 검진 결과 지방간 판정을 받았던 적이 있었습니다. 왜 그런 결과가 나왔을까요? 이유는 하나입니다. 노화로 인한 대사 능력의 저하입니다. 오랫동안 사용한 신체기관들이 노화되면서 노폐물과 독소들이 쌓이고, 그로 인해 장기에도 지방이 쌓여 정상적인 기능을 하지 못해서 효율이 떨어지게 되는 것입니다. 10년 이상 탄 자동차를 떠올려보면 엔진과 부속품에 때가 끼고 연료 효율도 떨어지게 됩니다. 그래서 자주 정비하고 닦고 기름칠을 해 주면 더 오래 탈 수 있습니다. 그러다가 수명이 다하면 폐차시키고 새 자동차로 바꾸면 됩니다. 하지만 사람은 바꿀 수 없습니다. 그렇기 때문에 더욱 더 잘 아끼고 관리해야 합니다. 살을 빼고 날씬해지려는 목적보다는 몸을 해독한다는 목적으로 일정기간 식단을 조절하고 노력하는 것이 필요합니다. 해독이 되면 장기의 기능들이 회복되고 뱃살은 저절로 줄어들어서 건강 지표들도 당연히 개선될 것입니다. 식습관과 생활습관을 바꾼 저의 남편은 현재 매우 건강하고 동안이며 날씬한 청년으로 살고 있습니다.

고도비만형

다이어트 아카데미를 운영하면서 만난 사람들 중에 제가 가장 안타깝게 생각하는 사람들이 고도비만 상태에 빠진 사람들입니다. 저와 조금만 일찍 만났다면 얼마나 좋았을까요. 체중이 80킬로그램을 넘고 체지방률이 40퍼센트를 넘는다면 고도비만의 범주에 들어갑니다. 이 경우에는 정말 기나긴 여정을 각오해야 합니다. 최소 1년에서 2년을 꾸준히 노력해야만 고도비만의 늪을 탈출할 수 있습니다. 아무리 힘든 여정이라도 절대 포기하면 안 되는 이유는 삶의 질이 걸려 있기 때문입니다. 몸을 자유롭게 통제하지 못하면 할 수 있는 일이 줄어들고, 항상 몸이 불편하고 아프기 때문에 약에 의존해서 살아가야 합니다. 심하면 대인기피증에 우울증까지 생기기도 합니다. 온 몸의 염증들은 계속해서 여러가지 질병들을 유발합니다. 그렇기 때문에 힘들더라도 정상체중으로 내려가려는 노력을 하루라도 빨리 시작해야 합니다. 많이 먹지 않아도 지방세포는 절대 그 상태로 멈춰 있지 않고 계속해서 늘어나서 현상 유지도 어렵게 됩니다. 그런데 안타깝지만 고도비만인 사람은 다이어트를 시작한다 해도 초반부터 즉각적으로 쭉쭉 빠지는 단계로 진입하지는 않습니다. 이미 많이 고장 나 버린 몸을 복구해서 대사기능부터 회복해야 하기 때문에 지방을 줄여 내기까지는 시간이 걸립니다. 그렇다 해도 지방이 더 이상 늘어나지 않고 멈추게 하는 것만으로도 매우 큰 성과임을 알고 계속 노력해야 합니다. 멈춰 있는 기간에 아무런 변화가 없는 듯 보여도 몸은 지방을 분해할 준비를 하는 중이기 때문입니다. 준비하는 기간이 지나야 하강곡선을 그리게 될 것입니다. 절대로 조급하면 안 됩니다. 내가 지방을 쌓아 왔던 시간만큼 오랫동안은 아니겠지만 시간이 걸리고 많이 노력해야 한다는 것을 기억해야 합니다.

과거에 비해 우리 삶의 환경이 많이 달라졌기에 최근에 만나는 사람들 중에는 100킬로그램이 훌쩍 넘는 사람들이 많아 졌습니다. 이들은 대부분 다이어트의 필요성을 느끼고는 있지만 엄두를 내지 못하는 경우가 많은데, 정말 피나는 노력 끝에 고도비만을 탈출한 분을 소개하겠습니다. 하루도 빠짐없이 운동 인증을 올렸던 40대 후반 제야 씨의 이야기입니다.

제야 씨에게서 뜻밖의 연락이 온 건 여름으로 접어들던 어느 날이었습니다. 대부분의 밴드 회원들이 만보 걷기와 같은 가벼운 운동을 인증으로 올리는 데 비해 그녀는 놀랍게도 매우 강도 높은 웨이트 트레이닝을 하고 있어서 한편으로 그 운동능력을 부러워하던 차였습니다. 이야기를 들어보니 90킬로그램이 넘었을 때부터 다이어트를 시작했다고 합니다. 그녀는 어려서부터 통통하긴 했지만 비만이라 생각하지는 않았었는데, 결혼 후 개인적인 바쁜 일들이 많아져서 정신없이 살다가 어느 순간 자신을 돌아보니 살이 많이 쪄 있었습니다. 고혈압으로 인해 약을 먹게 되었는데, 복용량이 점점 늘어나더니 결국 최대치로 먹어야 하는 상황까지 내몰렸습니다. 그렇게 건강이 나빠질 때까지는 체중계에 올라가 보지 않아서 그 정도로 살이 찐 줄도 몰랐습니다. 그때 트레이너인 조카의 권유로 운동과 식단관리를 시작하게 되었는데, 그 당시에는 정말 죽을 수도 있겠다는 생각이 들어서 살기 위해 다이어트를 시작했습니다. 매일매일 닭 가슴살 위주로 먹고 초고강도의 웨이트 트레이닝을 하면서 1년여가 지났을 때 20킬로그램 정도를 감량했고, 리마인드 웨딩 사진도 찍을 수 있었습니다. 20킬로그램이나 감량했음에도 불구하고 성실한 제야 씨는 여전히 갈 길이 멀다고 생각해서 다이어트를 멈추지 않았습니다. 원하는 몸을 만들기 위해 강도 높은 운동과 닭 가슴살 식단을 지속했는데, 6개월이나 더 지났음에도 불구하고 더 이상 체중 변화가 없는 것이 고민이었습니다.

이 이야기를 듣고 제가 파악했던 것은 변화가 더 이상 일어나지 않는 이유였습니다. 몸은 이미 일 년 넘게 같은 패턴으로 지속된 운동량과 식사량에 완벽히 적응했고, 그 기준에 대사량을 맞추고 있었기 때문에 더 이상 지방을 꺼내어 쓰지 않게 된 것입니다. 이런 경우 기나긴 정체기가 시작되는데 어떻게든 돌파해 내야 한 계단 내려갈 수 있게 됩니다. 1년 6개월을 한결같이 지속했던 식단을 버리고 건강을 회복하는 데 중점을 두니 다시 대사가 회복되었고 정상적인 식사를 하면서도 살이 빠지기 시작했습니다. 그리고 6개월 후에는 앞자리가 5로 바뀌게 되었습니다. 저도 얼마나 기뻤는지 모릅니다. 남다른 성실함으로 끝까지 포기하지 않았고, 복용하던 고혈압 약도 최소한으로 줄일 수 있게 노력을 아끼지 않은 대단한 분이었습니다. 고도비만에서 정상체중

범위까지 쉬지 않고 2년을 투자한 보람을 맛본 가슴 벅찬 순간이었습니다.

　하지만 안타깝게도 제야 씨처럼 고도비만을 완벽히 탈출한 성공사례는 그리 많지 않습니다. 그 이유는 10~20킬로그램을 빼고 나서는 중간에 포기하는 사람들이 많기 때문입니다. 긴 시간을 각오하고 자신을 위해 끝까지 도전하는 분들이 많아졌으면 좋겠습니다.

 제7강 핵심정리

1. 마른비만 - 날씬하지만 근육이 부족한 체형
2. 통통비만 - 불편함이 없지만 방심하면 고도비만으로 넘어갈 수 있는 단계
3. 복부비만 - 대사기능이 낮고 내장지방이 많은 체형/나잇살/질병의 위험
4. 고도비만 - 시간이 걸리더라도 반드시 탈출해야 하는 상태

 제7강 실천과제

1. 내가 어느 체형에 해당하는지 생각해 보고 더 나아질 수 있는 방법을 고민해 보기

노화와 다이어트

이 책을 읽는 독자 중에서 40대 이상의 여성이라면 8강을 꼭 집중해서 읽어 주길 바랍니다. 다이어트에는 나이를 불문하고 전반적으로 적용되는 공식이 있지만 40대 이후에 접어든 사람들의 경우는 추가적으로 조금 더 알아야 할 것들이 있습니다. 40대 이후에 살이 찌는 원인은 한두 가지가 아니라 매우 다양한 원인들로 얽혀 있기 때문입니다. 그래서 나만이 알 수 있는 원인을 스스로 찾아내어 해결하기 위해 몇 가지 요인을 더 고려해야 합니다.

여성호르몬이 감소하면 일어나는 일

40대 이전까지는 고민해 보지 않았던 여성호르몬의 감소 때문에 일어나는 현상들에 대해 알아보겠습니다. 여성호르몬은 우리가 흔히 알고 있는 에스트로겐으로 대표됩니다. 에스트로겐은 여성의 생리적 기능 외에도 뼈의 생성과 신진대사에 관여하고 피부와 혈관을 건강하게 유지하는 역할도 합니다. 그런데 이 호르몬은 35세 이후부터 급격히 감소하여 완경 이후에는 10분의 1로 줄어들게 됩니다. 에스트로겐이 감소하면서 노화가 급격히 찾아오는데 그에 따른 여러 변화들이 나타나게 됩니다. 참으로 슬프게도 가장 먼저 외모부터 변화합니다. 콜라겐 합성이 감소하여 깊게 패는 주름이 늘어나고 피부는 까칠해지고 점점 건조해집니다. 그리고 몸의 변화들도 하나 둘씩 나타나기 시작합니다. 혈관 기능이 저하되어 혈압이 상승하고 골밀도가 낮아지고 질건조증, 질염, 요실금, 방광염과 같은 생식기 질환이 쉽게 생깁니다. 안면 홍조와 더불어 갑자기 춥다가 땀이 비 오듯 쏟아지는 등 체온조절 기능 저하가 나타날 수 있고, 관절염이나 기타 염증성 질환들이 발생하기도 합니다. 또한 대사기능의 저하로 복부에 지방이 늘어나게 됩니다. 부종으로 인한 체중 증가가 발생하는가 하면 심리적으로는 우울감이 생기고 불면증이 심해지기도 합니다. 이렇듯 여성호르몬의 감소는 여성 건강에 전반적으로 큰 영향을 미치게 됩니다. 여성호르몬이 감소된 상태에서는 식단 조절과 함께 운동을 열심히 해도 노력에 비해 살이 잘 빠지지 않습니다. 그러므로 다이어트를 할 때 속도가 생각보다 느릴 수 있음을 예상해야 합니다.

다이어트를 위해 운동을 하는 경우, 조급한 마음에 욕심을 내어 운동 강도를 지나치게 높이면 호르몬 저하로 인해 약해진 신체 기관에 무리를 줄 수 있고 관절이 아프거나 근육통이 심해질 수 있습니다. 저는 개인적으로 40대 이후의 여성이 너무 강도 높은 운동을 자주 하는 것에 반대하는 입장입니다. 운동 수행능력이란 것은 꾸준히 단련하면 향상될 수 있다는 데에는 찬성하지만, 오랜 기간 운동으로 단련된 사람이 아니라면 자칫 한 번의 부상으로 돌이킬 수 없는 상황이 생길 수도 있기 때문입니다. 운동 중 십자 인대가 끊어지거나 골절 등이 발생했을 때 회복하기까지 너무 오랜 시간이 걸리고, 이후에도 재활치료에 집중하느라 운동 자체를 할 수 없게 된 사람도 보았습니다.

운동 모임에서 만난 크로스핏을 하는 40대 후반의 여성이 있었는데 운동 수행능력과 체력이 정말 뛰어난 사람이었습니다. 젊은 남자들도 어려워하는 고난이도의 운동을 거뜬히 해 낼 정도였으니까요. 지도하는 남자 트레이너가 계속 강도를 높이며 훈련을 진행하는 상황이었는데, 저는 조금 걱정이 되었습니다. 남자들은 이해하지 못하는 여성호르몬 상태를 고려하지 않은 듯 보였기 때문입니다. 그럴 땐 트레이너가 시키는 대로 무조건 따르기보다는 우리 스스로 감안하여 조심하고 조절해야 합니다. 열심히 운동하는 것도 좋지만 우리는 운동선수가 아닙니다. 운동의 목적이 어디에 있는지 다시 생각해 보고 건강하고 활기차게 살기 위한 적당한 운동을 하는 것이 좋겠습니다.

여성호르몬이 많이 부족해지는 갱년기에 접어들면 여성호르몬을 보완하는 성분이 함유된 음식을 섭취하는 것도 도움이 됩니다. 에스트로겐과 유사한 이소플라본은 콩에 많이 들어 있어서 식물성 에스트로겐이라 불립니다. 이와 더불어 도움이 되는 음식들로는 참깨, 양배추, 석

류 등이 있습니다. 이런 음식들을 매일 챙겨 먹기 힘든 경우 보조제를 활용하는 방법을 추천합니다. 여성호르몬의 과다는 유방암과 밀접한 관련이 있기 때문에 무조건 많다고 좋은 것은 아닙니다. 특히 호르몬 요법의 경우 반드시 의사와 상담하는 것이 필요합니다.

근감소증과 골다공증

40대 이후 주의해야 할 또 다른 증상으로 근감소증과 골다공증이 있습니다. 근감소증이란 노화에 따라 근육의 양, 근력, 근육 기능이 모두 감소하는 질환을 의미합니다. 근육이 감소하게 되면 무력감과 피곤함이 심해지고 활동이 줄어들 수밖에 없습니다. 그렇게 되면 체지방은 더욱 늘어나게 되고, 근육이 뼈를 지탱해 줄 수 없으니 척추를 비롯한 뼈의 건강에도 영향을 미치게 됩니다. 근육이 감소하는 대표적인 이유는 단백질 섭취가 부족하기 때문입니다. 우리 몸은 근육을 끊임없이 합성하는데, 그 재료가 되는 단백질을 잘 먹지 않으면 근육은 줄어들 수밖에 없습니다. 같은 양의 단백질을 먹어도 젊은 사람들에게는 근감소증이 나타나지 않지만 40대 이후부터는 근육이 줄어들게 되는데, 그 이유는 노화에 의해 호르몬의 기능이 떨어지고 단백질의 흡수 기능도 약해지기 때문입니다. 그러므로 나이가 들수록 흡수가 잘되는 형태의 단백질을 더 자주 먹어야 하고 양도 늘려야 합니다. 적당한 근력운동을 통해 근육의 합성을 돕는 것도 필수입니다.

여성호르몬의 급격한 감소로 인해 40대 이후 여성들에게 더 심하게 나타나는 골다공증은 뼈의 양이 감소하고 뼈의 강도도 약해지는 상태를 말합니다. 작은 충격에도 골절이 생길 수 있어서 평소에 영양공급을 통해 관리를 잘해야 합니다. 일반적으로 부러진 뼈는 자연스럽게 붙을 거라고 생각하지만 골다공증이 진행된 경우에는 뼈가 잘 붙지 않습니다. 게다가 자칫 뼈가 부스러지게 되면 원래대로의 회복이 어렵고 회복 후에도 활동에 지장을 주게 됩니다. 활동량이 줄어들면 근육은 더욱 감소하고 지방이 늘어나게 되어 비만으로 이어지기도 합니다. 특히 고관절 부위는 약해서 골절되기 쉬운데, 노인들의 경우에 빙판길 낙상 같은 단 한 번의 사고로 인해 계속 누워서 생활하게 되기도 합니다. 골다공증을 예방하기 위해 칼슘, 마그네슘, 비타민D, 비타민K를 충분히 섭취해야 하는데, 뼈에 필요한 영양소뿐만 아니라 기타 미네랄도 함께 공급되어야 합니다. 우리 몸에 매일 필요한 미네랄이 부족하면 뼈에서 빼내어 사용하기 때문입니다. 또한 뼈를 지탱하는 근육을 키워야 하고, 과체중일 경우 다이어트를 통해 뼈에 부담을 주는 체중을 줄여야 합니다.

내 몸에 맞는 운동습관 만들기

40대 이후에 다이어트를 하려면 훨씬 부지런해져야 한다는 것을 눈치챘나요? 우리가 해야 하는 일이 많아졌습니다. 더 잘 챙겨 먹고 더 많이 움직여야 체지방을 줄일 수 있고 건강한 상태를 유지할 수 있습니다.

저는 꾸준하게 운동한 지 겨우 2년 정도 되었습니다. 그 전에는 일주일에 두세 번 요가를 하는 것이 고작이었고, 그 운동도 42세 즈음에 시작했습니다. 운동을 열심히 해야겠다고 마음을 먹은 것은 펜데믹(COVID19) 이후입니다. 바깥활동이 어려워지고 활동량이 줄어드니 슬금슬금 살이 붙는 느낌이 들었고, 꾸준한 운동 습관을 들이고자 식단과 운동 인증을 올리는 건강다이어트 밴드를 개설하였습니다. 혼자 하는 운동은 게을러질 수 있다는 것을 알기에 함께 인증할 사람들을 모았고 확찐자가 되는 것을 거부하는 사람들이 전국에서 운동 인증을 올렸습니다. 처음에 제가 회원들에게 요구한 운동인증 규칙은 하루 10분이라도 의식적으로 몸을 움직이는 활동을 하자는 것이었습니다. 운동하기를 매우 싫어했던 제가 내딛은 첫걸음이었습니다. 처음부터 강도 높은 운동을 할 자신이 없었기 때문에 딱 제 수준에 맞는 운동 규칙이었습니다. 그런데 운동 초보인 저와는 달리 이미 많은 사람들은 다양한 운동을 1시간 이상 열심히 하고 있었습니다. 다이어트를 목적으로 만 보 걷기를 하는 사람들이 가장 많았습니다. 저는 만 보는커녕 5천 보조차 걷기 힘든 사람이었기에 다들 대단해 보이기만 했습니다.

그런데 시간이 흐르면서 점차 의문이 들기 시작했습니다. 사람들이 이토록 열심히 매일 만 보, 이만 보 이상을 걷는데 왜 살이 안 빠질까 하는 것이었습니다. 나름 식단관리까지 병행하고 있음에도 불구하고 말입니다. 시간이 지나 운동에 대해 공부한 후에야 그 이유를 알게 되었습니다. 사실 만 보 걷기는 살 빼는 데 그리 적합한 운동이 아니기 때문입니다. 평생 습관으로서의 걷기는 최고의 운동입니다만 다른 목적이 있다면 그 목적에 맞는 운동을 해야 합니다. 다이어트를 목표로 한다면 더 효율을 높일 수 있는 운동을 해야 합니다. 그래야만 만족스러운 성과를 낼 수 있습니다.

우리가 운동을 하는 목적은 다양합니다. 체지방을 감량하기 위해서, 몸의 라인을 만들기 위해서, 현재의 건강상태를 유지하기 위해서, 전문적인 선수가 되기 위해서 등이 있을 것입니다. 운동을 여러 가지 기준으로 분류할 수 있는데 운동 강도에 따라 저강도 운동, 중강도 운동, 고강도 운동으로 나눌 수 있습니다. 사람마다 운동수행 능력에 차이가 있어서 누구에게나 공통적으로 적용되는 절대적인 기준은 없습니다. 누군가에겐 가뿐한 저강도 운동이 누군가에겐 숨이 턱에 찰 만큼 힘든 고강도 운동일 수 있기 때문입니다. 그래서 최대심박수를 기준으로 운동 강도를 정하면 되는데, 카보넨 공식에 의하면 최대 심박수는 220에서 나이를 뺀 수치입니다. 저의 최대 심박수는 170(220-50) 정도입니다. 저강도 운동은 최대심박수의 40~60퍼센트인 운동을 말합니다. 심박수를 체크하는 기계가 없다면 운동하는 중에 옆 사람과 편안하게 대화할 수 있는 정도가 저강도 운동이라고 보면 됩니다. 중강도 운동은 최대심박수의 60~70퍼센트인 운동입니다. 약간 숨이 차지만 대화가 가능하며 이마에 땀이 살짝 나는 정도입니다. 고강도 운동은 최대심박수의 85퍼센트 이상 올라가는 운동이며 고강도 운동을 했을 땐 젖산 분비가 늘어나 근육의 피로감이 높아집니다. 최대심박수가 170인 제 경우에는 145가 넘으면 고강도 운동이라고 볼 수 있습니다. 실제로 운동하면서 체크해 보면 심박수가 150을 넘어갈 때 매우 숨이 차다는 것을 느낄 수 있습니다.

운동의 목적이 체지방 감량이라면 중강도 이상의 유산소와 근력운동을 병행해야 합니다. 너무 편안한 저강도 운동은 그다지 도움이 되지 않습니다. 먼저 1시간부터 시작해 보는 것을 추천합니다. 사람에 따라 처음부터 강한 운동은 어려울 수 있습니다. 그런 경우라면 저강도 운동부터 시작해서 천천히 강도를 높여 가거나, 중강도 이상으로 하루 운동하고 하루 휴식해 주는 패턴으로 시작해 봅니다.

라인을 만들기 위해서도 유산소와 근력운동을 함께 하는 것이 좋은데, 매일 같은 운동을 반복하기 보다는 부위별로 나눠서 운동하는 것이 좋습니다. 갑자기 평소에 안 하던 운동을 하면 심한 근육통이 동반될 때가 있는데, 그때는 오버트레이닝이 된 것입니다. 욕심을 내어 너무 장시간 강도 높은 운동을 해도 그렇습니다. 이때는 운동을 쉬지 않고 지속하기보다는 이틀 정도 휴식을 취해서 몸이 회복된 뒤에 다시 하는 것이 좋습니다. 몸이 힘든 상태에서 운동을 지속하는 것은 근육 성장에도 도움이 되지 않을 뿐더러 오히려 몸의 스트레스 상태를 높일 수 있습니다. 건강한 운동이란 영양섭취, 운동 활동, 휴식의 세 박자가 모두 맞아야 됨을 꼭 기억하기 바랍니다.

목표에 맞는 운동을 정했으면 자신의 능력에 맞춰 즐겁게 할 수 있는 운동습관을 만들어 봅니다. 다이어트 기간에만 빡세게 운동하고 평상시에는 지속하지 않는다면 건강한 상태를 오래 유지할 수 없습니다. 다이어트는 살을 빼는 것에 그치지 않고 계속 유지할 수 있어야 진짜 성공입니다. 반복해서 강조하지만 운동 습관을 들이기 위해서는 혼자 하기보다는 함께 운동하는 것이 가장 좋은 방법입니다. 특히 저처럼 운동을 좋아하지 않는 사람들에겐 더더욱 그렇습니다. 게으름의 싹을 자르기에 가장 좋은 방법입니다.

어떤 운동을 해야 할지 고민인 사람이라면 먼저 홈트레이닝으로 시작해 보는 것은 어떨까요? 저는 야외로 나가는 것을 즐기지 않기 때문에 주로 유튜브 채널을 보며 홈트레이닝 위주로 실내 운동을 해 왔습니다. 제가 즐겨 하기도 하고 추천하는 채널은 요가선생, 빅씨스, 소미핏, 힙으뜸 등입니다. 40대 이후의 여성들에게도 무리되지 않는 운동이라 추천하고 있습니다. 운동을 배운 경험이 없는 사람은 유튜브를 활용하는 것만으로는 제대로 운동하기 힘들 수도 있습니다. 이럴 경우 가까운 운동 시설에서 운동 방법을 배우는 것이 좋습니다. 같은 동작이라도 어느 부위에 어떻게 힘을 쓰는가에 따라 운동의 효과가 완전히 다르기 때문입니다.

제8강 **핵심정리**

1. 40대 이후 에스트로겐 감소로 인해 체지방 증가
   · 40대 이후 다이어트가 더 어렵다.
2. 근감소증 - 노화로 인한 근육 감소, 근력 감소, 근육 기능 저하
   · 흡수율 높은 단백질 섭취가 필요하다.
3. 골다공증 - 미네랄이 부족하면 뼈에서 빠져나가 몸으로 공급
   · 칼슘 등 미네랄의 꾸준한 섭취가 필요하다.
4. 카보넨 공식에 따른 최대 심박수 계산법
   · 최대심박수 = 220 - 나이
   · 저강도 운동 - 최대 심박수의 40~60퍼센트
   · 중강도 운동 - 최대 심박수의 60~70퍼센트
   · 고강도 운동 - 최대 심박수의 85퍼센트 이상
5. 목적별 운동
   · 다이어트 목적 - 중강도 이상의 근력운동과 유산소 운동
   · 체형 만들기 목적 - 부위별 분할 근력 운동과 유산소 운동
   · 건강유지 목적 - 운동 습관을 만들 수 있는 운동

제8강 **실천과제**

1. 에스트로겐 저하로 인한 증상 중 나에게 해당되는 것 체크해 보기
2. 근감소증과 골다공증을 예방하기 위한 음식 챙겨 먹기
3. 나의 운동 목적을 생각해 보고 할 수 있는 운동 정해 보기

제3과

식단

자신에게 맞는 목표를 세웠다면 이제 본격적으로 다이어트 식단을 시작해 보겠습니다. 우리가 잘 알고 있듯이 모든 다이어트는 식습관을 바로 잡는 것부터 시작해야 합니다. 다이어트 상담을 하다 보면 식습관은 바꾸지 않고 먹고 싶은 음식을 먹으며 살을 빼고 싶다는 사람을 만날 때가 있습니다. 하지만 그건 절대 불가능하다는 말씀을 먼저 드립니다. 과거에 내가 먹은 음식들이 지금의 살찌고 아픈 나를 만들었다는 것을 꼭 기억해야 합니다, 그리고 오늘부터 먹는 건강한 음식들이 미래의 나를 건강하게 만들 것입니다. 몸에 좋은 음식을 먹지 않으면 건강한 몸으로 바꿀 수 없습니다. '그걸 누가 모르나? 먹기 힘드니 그렇지.'라고 생각되겠지만 3과를 다 읽고 나면 다이어트 식단을 하면서도 충분히 만족스럽고 행복해질 수 있다는 것을 알게 될 것입니다. 지금 여러분의 머릿속에 스쳐가는 그런 괴로운 식단이 아니기 때문입니다.

다이어트 식단에 대한 오해

　다이어트 식단이라 하면 어떤 이미지가 떠오르십니까? 맛없는 것, 밥 대신 다른 음식을 먹는 것, 닭 가슴살, 풀떼기, 삶은 달걀, 고구마, 바나나, 샐러드, 지루한 식단의 반복, 배고픔을 참는 고통…. 이런 것들이 아닐까요? 그런 이미지들로 인해 다이어트 식단이라는 말만 들어도 인상이 찌푸려지는 것 같습니다. 하지만 다이어트 식단이라고 해서 맛이 없을 이유가 전혀 없습니다. 단조로운 음식을 똑같이 반복해서 먹을 필요도 없습니다. 내가 맛있게 즐겨 먹을 수 있는 음식들 중에서 건강한 음식을 찾아내면 됩니다. 한국인의 힘의 원천인 밥을 끊을 이유도 없습니다. 매 끼니 배고프지 않을 만큼 먹고 만족감을 느낄 수 있는 식단이 얼마든지 가능합니다. 내가 즐겨 먹을 수 있는 음식을 하나하나 찾아내고 레시피를 발굴하는 재미도 쏠쏠합니다. 괴로움을 참으면서 짧은 기간 동안만 억지로 식단을 바꿨다가 감량 목표를 달성한 후에 다시 원래 먹던 패턴으로 돌아가는 일은 없어야 합니다. 다이어트 기간 내내 끝나고 나서 먹을 음식 리스트를 생각하다가 목표 체중을 찍은 직후 바로 요요를 경험하는 일도 없어야 합니다. 평생 힘들이지 않고 지속가능한 다이어트 식단을 배우고 행복한 다이어트를 하기 바랍니다.

다이어트 식단은 무염식이나 저염식이다

다이어트 식단이 맛없다고 느끼는 이유 중 하나는 간을 거의 하지 않기 때문일 것입니다. 과거에 제시되었던 이론이 마치 정답인 것처럼 우리의 머릿속에 굳어졌기 때문에 많은 사람들이 상식처럼 생각하게 된 것 같습니다. 짭짤한 음식이 입맛을 돋구어 더 많이 먹게 만들기 때문에 가능하면 간을 전혀 하지 않은 무염식이나 저염식을 해야 한다고 주장했던 시절이 있었습니다. 지금도 그렇게 알고 있는 사람도 많을 것입니다. 물론 어떤 식재료에는 짠맛이 느껴지지 않더라도 소량의 나트륨이 포함되어 있어서 어느 정도는 나트륨 섭취가 가능합니다. 하지만 충분한 양은 아니라서 맛을 포기하면서까지 굳이 무염식이나 저염식을 고집하지는 않아도 됩니다. 얼마든지 간이 되어 있는 음식을 먹어도 괜찮습니다. 특히 여름처럼 땀을 많이 흘리는 계절이나 운동 후 땀을 많이 흘렸을 때는 조금 짜게 먹는 것도 좋습니다. 우리 몸은 칼륨과 나트륨이 서로 양을 조절하며 전해질 균형을 맞추고 있는데 그 균형이 깨질 경우 매스꺼움, 구토 등의 증상이 생기거나 몸이 붓거나 현기증, 심장 두근거림 등을 경험하게 됩니다. 또한 다이어트를 하는 기간에는 물을 충분히 마실 것을 권장하는데, 평소에 물을 적게 마시던 사람이 갑자기 양을 늘려 마시게 되면 소변을 통해 미네랄이 과하게 배출되면서 전해질 균형이 깨지게 되어 앞에 언급한 증상들이 나타날 수 있습니다. 그러므로 음식에 적당히 간을 해서 먹어도 됩니다. 그렇다고 너무 짠 음식을 즐기면 반대로 나트륨 과다가 되어 혈압이 높아지고 균형이 깨질 수 있으니 찌개류의 국물이나 염장식품인 젓갈, 장아찌 종류는 너무 많이 먹지 않는 것이 좋습니다. 또한 평소에 짠 음식을 즐겨 먹는 사람이라면 칼륨이 많이 함유된 음식을 충분히 섭취해서 나트륨이 원활히 배출될 수 있게 도와주는 것이 좋습니다.

다이어트 식단은 고구마와 닭 가슴살이다

헬스 트레이너에게 PT와 식단 코치를 함께 받는 다이어트 경험이 있는 사람이라면 아마도 고구마와 닭 가슴살을 물리도록 먹었을 것입니다. 시중에 다양하게 나와 있는 여러 가지 닭 가슴살 제품들이 아직도 냉장고에 가득 채워져 있을지도 모르겠습니다. 다이어트 식단의 대표 음식인 고구마와 닭 가슴살! 트레이너들은 왜 고구마와 닭 가슴살을 권하는 걸까요? 영양적으로 너무나도 완벽한 좋은 음식이기 때문일까요? 아마도 구하기 쉽고 먹기 편하고 가격 부담이 적기 때문일 것입니다. 잘 생각해 보면 고구마는 탄수화물 보충용이고 닭 가슴살은 단백질 보충용인데, 세상에 건강한 탄수화물과 단백질이 고구마와 닭 가슴살만 있는 것은 아닙니다.

그러니 좋은 탄수화물과 좋은 단백질 음식이라면 무엇을 먹어도 됩니다. 닭 가슴살을 먹다 먹다 믹서에 갈아서 코를 막고 후루룩 마시는 사람들도 간혹 보게 됩니다. 이젠 그럴 필요 없습니다. 돼지고기, 소고기, 양고기, 오리고기 등의 육류와 여러 해산물, 우유, 달걀 같은 동물성 단백질과 콩과 같은 식물성 단백질을 다양한 방법으로 맛있게 조리해서 잘 먹으면 됩니다. 군이 탄수화물로 고구마를 고집해서 먹기보다는 밥을 든든히 먹으면 됩니다. 고구마 한 개의 만족감보다 밥 한 공기의 만족감이 훨씬 크고 행복하니까요.

칼로리만 맞춘다면 어떤 음식을 먹어도 괜찮다

다이어트를 할 때 칼로리를 어느 정도는 제한해야 하는데, 이때 칼로리를 계산하기 위해 식사 다이어리를 꼼꼼히 기록합니다. 내가 하루에 칼로리를 얼마나 섭취하고 있는지 인식하는 것은 매우 중요하기 때문에 반드시 해야 하는 일이 맞습니다. 그런데 이때 목표한 섭취 칼로리의 숫자에만 집착한 나머지 막상 음식의 종류는 고려하지 않는 것이 문제입니다. 예를 들어 하루 1,000칼로리를 섭취하겠다는 목표를 정하고 그 범위 내에서 먹고 싶은 음식을 맘대로 먹는다고 생각해 봅시다. 라면, 과자, 빵, 햄버거, 피자 등을 1,000칼로리 이내로 맞춰서 먹고는 칼로리를 줄여 먹었으니 다이어트 식단을 했다고 생각합니다.

　하지만 틀렸습니다. 다이어트 식단은 단순히 칼로리를 계산해서 맞춰 먹는 것이 아닙니다. 칼로리를 어느 정도 줄이는 것과 동시에 영양소의 균형이 잡힌 건강한 음식으로 바꿔서 먹어야 합니다. 칼로리만 줄이게 되면 일시적으로 체중이 줄어들 수는 있겠지만 인슐린 저항성은 점점 심해지고 대사능력이 떨어져서 더욱 살찌는 체질로 바꾸어 갈 것입니다. 어쩌면 양을 많이 줄여서 먹어도 체중이 줄지 않을 수도 있습니다. 물론 건강해지기도 어려울 것입니다. 음식에 대한 참을 수 없는 욕구는 점점 강해질 것입니다. 자신의 식욕을 감당해 내지 못해 폭식을 하게 됩니다.

　너무 과장된 이야기 같나요? 절대 과장이 아닙니다. 저는 많은 사람들의 식단 다이어리를 점검하고 피드백을 주고 있는데 이와 유사한 경우가 생각보다 많습니다. 초코파이 두 개와 달콤한 카페라떼로 하루를 버티면서 본인이 다이어트를 하고 있다고 생각하는 사람도 있었으니까요. 다이어트 식단의 기본은 건강한 음식이 전제되어야 한다는 점을 꼭 기억해야 합니다.

제9강 **핵심정리**

1. 다이어트 식단은 무염식, 저염식이 아니다.
   · 나트륨 부족으로 전해질 균형이 깨지지 않게 적당한 간의 음식을 섭취
     하자.
2. 닭 가슴살 외에도 동물성 단백질은 많다.
3. 칼로리를 맞춰 먹는다는 것의 의미
   · 칼로리만 맞추면 어떤 음식이든 상관없다. (×)
   · 칼로리를 맞추면서 건강한 음식으로 바꿔야 한다. (○)

 제9강 **실천과제**

1. 하루 식단에서 찌개 국물이나 염장식품을 제외해 보기
2. 내가 즐겨 먹을 수 있는 동물성 단백질, 식물성 단백질 생각해 보기

다이어트 식단의 기본 원칙

지금까지 상식으로 알고 있던 다이어트 식단에 관한 오해를 풀었으니 이젠 바른 식단을 배워 볼까요? 제가 알려 드리는 다이어트 식단은 몇 가지 특정 음식만을 콕 집어서 먹는 식단이 아닙니다. 기본 원칙을 알고 그 기준에 부합한다면 어떤 음식을 먹어도 괜찮습니다. 세상은 넓고 다이어트에 좋은 음식은 많습니다. 원칙에 맞는 기준을 세워 보기 바랍니다.

일상생활이 가능한 식단, 지속 가능한 식단

제가 제시하는 다이어트 식단의 기본은 일상생활이 가능하고 지속 가능한 식단이어야 한다는 것입니다. 보통 다이어트를 시작하면 사회적 관계를 단절하고 다이어트 동굴에 들어갑니다. 가족과의 시간도 즐기지 못한 채 혼자 외롭게 하다 보면 힘이 들 수밖에 없습니다. 회사 생활을 하면서 동료와의 점심시간이 괴로운 다이어트도 오래 지속하기는 어려울 것입니다. 그러므로 가능하면 일상생활에 영향을 적게 주는 식단이 필요합니다. 이에 딱 맞는 식단이 있습니다. 바로 한식입니다. 다이어트에도 도움이 되고 일상생활도 가능한 최고의 식단입니다. 밥과 반찬이 조화롭게 구성된 한식은 영양적인 측면과 정신적인 만족감의 측면을 모두 충족시킬 수 있습니다.

양질의 탄수화물인 밥과 함께 먹는 단백질이 풍부한 고기나 생선 반찬, 식이섬유와 영양소가 풍부한 나물이나 채소반찬 등은 탄수화물, 단백질, 지방의 균형을 완벽하게 맞추어서 먹을 수 있게 해 줍니다. 이렇게 만족스러운 식사를 밥 반공기와 더불어 1인분 정도 먹으면 약 500칼로리 가량을 섭취하게 되는데, 밥을 줄이는 대신 칼로리가 낮고 식이섬유와 영양소가 풍부한 채소반찬을 조금 더 많이 먹으려고 노력해 봅니다. 채소는 꼭 날것이 아니어도 됩니다. 볶거나 데친 채소도 괜찮습니다. 이렇게 한 끼를 든든하게 먹고 나면 시도 때도 없이 무언가 먹고 싶은 상황이 발생하지 않게 되어 하루 세 번의 식사로 충분할 수 있습니다.

몇 년 전부터 식사 횟수를 줄이거나 식사 사이의 공복시간을 길게 두는 간헐적 단식이 각광받고 있습니다. 간헐적 단식을 할 수만 있다면 도전해 보는 것도 좋습니다. 그러나 하루 세끼가 익숙한 사람이라면 오래 지속하기는 어려울 것입니다. 회식이나 모임 등이 잦은 사람들이나 가족의 식사를 준비하고 함께 해야 하는 주부들에게도 쉽지는 않을 것입니다. 그러므로 자신의 생활 패턴과 맞지 않아 결국 꾸준히 지속하지 못하는 것보다는 시간이 조금 더 걸리더라도 본인에게 맞는 평생 지속가능한 식단 습관을 찾아야 한다는 것이 저의 생각입니다.

식단의 시작
- 물

여러분은 평소에 물을 충분히 마시고 있습니까? 하루에 마셔야 하는 충분한 물의 양은 어느 정도일까요? 사람에 따라 신체 사이즈가 다르기 때문에 모두에게 똑같이 적용되는 절대적인 기준은 없지만 대략적인 물 섭취량 계산 방법이 있습니다. 키에 체중을 더한 후 그 값을 100으로 나눈 숫자를 리터로 환산하면 이것이 물 섭취 권장량입니다. 제 경우 164에 50을 더한 값인 214를 100으로 나누면 2.14리터가 됩니다. 그러므로 하루에 대략 2리터 정도를 마시면 되겠습니다.

하루 마실 물의 양을 정했으면 평소에 얼마나 마시고 있는지도 체크해 볼까요? 현재 마시고 있는 물의 양을 체크하기 위해 500밀리리터 용량의 재사용 가능한 물병으로 측정해 봅니다. 몇 통을 마시는지 세어 보면 지금까지 하루에 물을 얼마나 마시고 있었는지 알 수 있습니다. 이렇게 측정해 보면 물을 많이 마신다고 생각했던 사람도 의외로 부족했음을 깨닫게 됩니다. 이제부터는 권장량만큼의 물을 마시도록 노력해 봅니다. 평소 마시던 물의 양이 너무 적었다면 권장량까지 한

번에 늘리기보다는 3일에서 5일 간격을 두고 500밀리리터씩 늘려 가기를 권합니다. 갑자기 물을 많이 마시게 되면 소변의 횟수가 늘고 갈증을 더 느끼기도 합니다. 머리가 띵하거나 메스꺼울 수도 있습니다. 그 이유는 기존에 아주 적은 양의 물로 대사를 하는 데 익숙했던 몸에 갑자기 많은 양의 물이 들어오면 제대로 사용되지 못하고 계속 배출되어 전해질의 균형이 깨지기 때문입니다. 그러므로 마시는 양을 천천히 늘려가야 합니다. 그리고 한 번에 벌컥벌컥 마시기보다는 조금씩 자주 마십니다. 이렇게 약간의 불편함을 감수하더라도 의식적으로 물 섭취량을 늘리려는 노력이 필요합니다. 7일에서 20일 정도가 지나서 적응이 되면 물을 많이 마심에도 불구하고 소변의 횟수가 다시 평균으로 돌아오게 됩니다. 그리고 몸에 물이 부족하면 갈증의 신호가 와서 자연스럽게 물을 찾게 될 것입니다.

물은 몸의 신진대사를 원활하게 회복하기 위해서 절대적으로 필요합니다. 또한 노폐물과 독소를 빨리 배출할 수 있도록 도와줍니다. 그래서 특히 다이어트 기간에는 더 철저하게 지켜야 합니다. 간혹 물 마시는 것을 어려워하는 사람들이 있습니다. 이 경우 차의 형태로 마시기도 하는데, 이뇨작용이 없는 차라면 활용해도 괜찮습니다. 물을 마시지 않는 것보다는 나으니까요. 간혹 탄산수를 선호하는 사람들도 있는데 탄산수는 산성이므로 위장 기능에 좋지 않은 영향을 미칠 수 있고 치아에도 좋지 않으므로 권하지 않습니다. 가능하면 미네랄 함량이 풍부한 생수를 마시는 것이 가장 좋습니다.

좋은 탄수화물은 적이 아니다

탄수화물 중독이 비만의 원인이라는 이야기는 많이 들어보았을 것입니다. 과거에는 지방을 먹어서 지방이 쌓인다고 생각했지만, 최근에는 과도한 탄수화물이 지방으로 바뀌어 비만이 된다는 것이 상식이 되었습니다. 그래서 탄수화물이란 명칭이 붙은 음식을 무조건 멀리하려는 경향이 생겼는데 그러면 안 됩니다. 탄수화물은 우리 몸에 반드시 필요한 에너지원이기 때문에 반드시 섭취해야 하는 영양소입니다. 다만 탄수화물의 종류에 따라 가려서 먹을 필요가 있습니다.

앞에서도 언급했지만 다시 반복해 보겠습니다. 탄수화물은 구성하는 당의 수에 따라 1개는 단당류, 2개는 이당류, 3개 이상은 다당류라고 분류합니다. 단당류로는 포도당과 과당이 있고, 이당류로는 설탕, 젖당, 엿기름이라고 알려진 맥아당이 있습니다. 단맛을 내는 단당류와 이당류를 단순당이라고 합니다. 다당류로는 전분이나 글리코겐이 대표적이고 그 외의 당으로는 장내 미생물의 먹이가 되는 올리고당과 식이섬유가 있습니다. 이러한 당을 복합당이라고 합니다.

탄수화물 중에 어떤 것이 나쁜 탄수화물이고 어떤 것이 좋은 탄수화물일까요? 정제된 형태의 설탕과 설탕을 재료로 하는 모든 음식, 정제된 밀가루로 만든 음식과 정제된 쌀을 갈아서 만든 떡과 같은 음식은 피해야 할 나쁜 탄수화물입니다. 정제 탄수화물은 영양소는 거의 없고 칼로리만 있는 음식이라서 몸을 살찌게 하는 것 외의 일은 하지 못합니다. 빵이나 떡의 단맛이 강하게 느껴지지 않더라도 방심하면 안 됩니다. 달지 않은 빵이나 떡도 설탕의 함량이 생각보다 높은 데다가 소화되기 쉬운 형태로 잘게 부서져 있어서 혈당을 급격하게 끌어올려 인슐린을 많이 분비시킵니다. 인슐린이 많다는 것은 지방으로 빨리 저장시킨다는 것과 같은 의미라는 것을 잊지 말아야 합니다.

우리가 섭취해야 하는 좋은 탄수화물은 정제되지 않은 곡물이나 채소, 견과류 등의 복합당 음식입니다. 백미는 정제과정을 거치기는 했지만 피해야 할 음식에서는 제외하려고 합니다. 잡곡밥을 먹을 수 있다면 좋겠지만 익숙하지 않거나 지속하기 어려운 경우는 백미를 먹어도 괜찮습니다. 저도 아이들이 잡곡밥을 좋아하지 않기 때문에 백미밥을 먹고 있습니다. 어른들을 위해 따로 잡곡밥을 하는 번거로움을 피하기 위해서 백미를 먹지만 대신 다른 음식에 더 신경을 써 줍니다. 저처럼 자신에게 맞는 지속가능한 방법을 찾다 보면 건강한 식단은 어렵지 않습니다.

좋은 탄수화물인지 아닌지 헷갈리는 것 중에 과일이 있습니다. 과일은 당연히 좋은 탄수화물이라 해야겠지만 가능하면 멀리하기를 권장합니다. 과일은 비타민과 식이섬유가 풍부하다는 점에서 좋은 음식이 맞지만 한편으론 건강에 그다지 도움이 되지 않을 수도 있습니다. 과거에 과일이 귀한 시절에 1년 중 수확시기에만 먹을 수 있었던 제철 과일은 우리 몸에 필요한 성분이 많이 함유된 음식이었습니다. 하지만 지금은 365일 웬만한 과일을 다 구할 수 있습니다. 하우스에서 재배된 과일들은 예전만큼 영양소가 풍부하다고 보기는 어렵습니다. 게다가 당도를 높이기 위한 재배 방식으로 인해 당 함량이 높아졌는데 과일에 함유된 과당은 지방으로 저장되기 쉽습니다. 건강을 위해 먹어야 했던 과일이지만 이제는 조심해야 할 존재가 되었습니다. 건강하게 과일을 섭취하려면 사과 반 개 정도의 양을 기준으로 식전에 먹으면 좋습니다.

새롭게 등장한 단맛이 있습니다. 바로 대체 감미료입니다. 설탕 섭취를 줄이기 위해서 대체 감미료를 사용하는 사람들이 늘어나고 있습니다. 칼로리는 낮으면서 단맛은 훨씬 강한 대체 감미료는 제로 칼로리라는 이름표를 달고서 마음껏 단맛을 즐겨도 된다고 우리를 안심시킵니다. 천연 대체 감미료인 스테비아와 알룰로스 등은 아스파탐 같은 합성 감미료보다는 낫다고 여겨지지만 결론적으로 단맛을 추구하는 식습관은 건강에 도움이 되지 않습니다. 단맛 중독에서 벗어나기 위해 건강한 식단을 하는 것이니 과하게 사용하지 않는 것이 좋겠습니다. 단맛을 끊지 못하면 점점 더 강한 단맛을 탐닉하게 될 것이기 때문입니다.

자, 이제 좋은 탄수화물이 무엇인지 알았으니 양을 얼마나 섭취해야 하는지 알아볼까요? 섭취량 기준은 음식의 무게가 아닌 순수한 탄수화물의 무게를 기준으로 합니다. 왜냐하면 음식 속에는 탄수화물 외에도 여러 가지 영양소가 함께 들어있고 수분도 많이 들어 있기 때문입니다. 음식별 순수한 탄수화물의 양은 식단 다이어리에 입력하거나 포털 사이트에서 검색해 보면 확인할 수 있습니다. 매번 검색하기 귀찮

겠지만 누구나 자주 먹는 음식들이 있기 때문에 몇 번 반복해서 검색하다 보면 익숙해지고 나중에는 음식을 보기만 해도 탄수화물이 몇 그램 들어 있는지 떠오르게 됩니다.

다이어트를 시작하면 처음에는 순수한 탄수화물 100~150그램 정도를 기준으로 출발해 봅니다. 어느 정도 양인지 감을 잡기 위해 음식을 예로 들겠습니다. 쌀밥 100그램은 145칼로리에 탄수화물이 약 30그램 정도 들어 있습니다. 밥 한 공기가 200그램이니 한 공기를 다 먹게 되면 약 300칼로리를 섭취하고 그중 탄수화물로 60그램 정도를 먹은 것이 됩니다. 그런데 쌀밥은 식이섬유 함유량이 적다는 단점이 있습니다. 반면 건강에 좋은 채소는 칼로리는 낮으면서도 식이섬유를 많이 포함하고 있는 좋은 탄수화물이므로 다이어트 중에도 충분히 많이 먹을 수 있는 음식입니다. 간편하게 먹기 쉽고 맛있는 방울토마토는 10개를 기준으로 30칼로리밖에 되지 않으면서 탄수화물을 6그램, 식이섬유를 2그램이나 포함하고 있어서 제가 즐겨먹는 음식 중 하나입니다. 이왕이면 탄수화물의 양도 고려하면서 식이섬유가 많이 포함된 음식을 먹는 것이 좋습니다. 하루 섭취량 중에 식이섬유가 총 20~30그램 포함된다면 매우 이상적인 식단입니다. 하나 더 주의해야 할 성분이 바로 당입니다. 하루 섭취량 중 당류가 총 30그램을 넘지 않도록 신경써야 합니다.

다이어트에 돌입하면 탄수화물의 양을 앞에서 제시한 기준 정도로 줄여 보고 익숙해진 후에는 100그램 이하로 낮춥니다. 인슐린 저항성을 개선하고 호르몬의 기능을 정상화시키기 위해서는 탄수화물의 양을 줄이는 것이 유리하기 때문입니다. 저탄고지 식단의 경우 50그램 이하로 낮추기도 합니다.

단백질의 놀라운 기능

이제 여러분의 식단에 물 2리터와 좋은 탄수화물 100그램, 식이섬유 20그램 정도가 들어갔습니다. 다음으로 추가할 영양소는 단백질입니다.

단지 체중을 줄이는 것에만 그치지 않고 건강하고 탄탄한 근육질 몸매에 대한 욕구가 높아지면서 단백질에 대한 사람들의 관심이 많아졌습니다. 단백질은 근육을 합성하는 데 반드시 필요한 영양소이기 때문입니다. 하지만 단지 근육을 늘리기 위해서만 단백질이 필요한 것은 아닙니다. 단백질의 하나인 콜라겐은 우리의 피부와 뼈, 인대, 힘줄을 구성하고, 케라틴은 손톱과 머리카락을 구성합니다, 항체, 효소, 호르몬 등도 단백질로 구성되어 있습니다. 이렇듯 우리 몸의 많은 부분에 단백질이 반드시 필요하기 때문에 관심이 높아지는 것은 매우 바람직한 일입니다. 단백질은 20가지의 아미노산으로 분해되어 우리 몸에서 다양한 역할을 하는데, 체내 합성이 되는 11가지를 제외한 나머지 9가지 아미노산은 몸에서 자체 합성이 안 되므로 반드시 음식으로 섭취해야 합니다. 그래서 필수 아미노산이라고 부릅니다. 필수 아미노산이 부족하면 성장 저하, 면역 저하, 빈혈, 조직이상 등이 나타날 수 있으므로 부족하지 않도록 잘 챙겨 먹어야 합니다.

그러면 어떤 단백질을 먹는 것이 좋을까요? 동물성 단백질 음식으로는 소고기, 돼지고기, 닭고기 등의 육류를 비롯해서 생선, 조개, 달걀, 우유, 치즈 등이 있고, 식물성 단백질로는 콩, 두부, 아몬드, 곡류 등이 있습니다. 이들은 똑같이 단백질이지만 몸에서 쓰이는 과정이 다르기 때문에 한 가지만 고집하지 말고 동물성 단백질과 식물성 단백질 두 종류를 고루 섭취하는 것이 좋습니다. 동물성 단백질은 필수 아미노산이 풍부하고 체내 흡수가 잘 되는 반면 지방 함량이 많아서 열량이 높습니다. 그에 비해 식물성 단백질은 지방 함량이 적고 칼로리가 낮으므로 다이어트에는 더 최적화되어 있다고 볼 수 있습니다, 하지만 단백질 합성에 필요한 필수 아미노산인 류신의 양이 적어서 두 종류의 단백질을 적절히 함께 먹는 것이 좋겠습니다.

단백질을 얼마나 먹어야 할까요? 건강을 유지하기 위해서 기본적으로 필요한 양은 본인의 체중에 1.2를 곱한 숫자를 그램으로 환산한 양입니다. 예를 들면 체중이 50킬로그램인 저는 하루에 최소 60그램의 단백질을 먹어야 합니다. 그런데 나이가 들수록 단백질의 흡수율이 떨어지기 때문에 50대인 저는 그보다는 조금 더 섭취해야 합니다. 또 근육을 늘리고 싶은 사람들도 당연히 단백질의 섭취량을 늘려야 합니다. 본인의 체중에 1.5~2를 곱하고 그 숫자를 그램으로 환산하면 됩니다. 제 경우 근육을 늘리려는 목적이라면 매일 75그램에서 100그램의 단백질을 섭취하면 됩니다. 단백질은 좋은 영양소이니 가능하면 더 많이 먹을수록 좋지 않을까요? 꼭 그렇지는 않습니다. 단백질을 너무 많이 먹게 되면 분해 과정에서 과다한 질소 노폐물이 발생하고 그것을 처리하는 신장에 무리를 줄 수 있기 때문입니다. 과유불급이라 했습니다. 그러니 적정한 양을 먹는 것이 좋겠습니다. 그리고 적정한 양의 단백질이라도 간과 신장에 무리를 주지 않기 위해서는 한꺼번에 많은 양을 먹기보다는 한 번에 20~30그램의 단백질을 먹되 3시간 이상의 간격을 두고 섭취하는 것이 좋습니다.

탄수화물과 마찬가지로 섭취하는 단백질의 양은 순수한 단백질을 기준으로 합니다. 고기를 예로 들어 보겠습니다. 소고기 앞다리 살 100그램에는 단백질이 20그램 정도 들어 있습니다. 고기에는 많은 수분이 함유되어 있고 각 부위에 따라 지방의 함량이 다르기 때문에 순수한 단백질의 양은 조금씩 다릅니다. 우리가 자주 접하는 음식별 단백질 함량은 달걀은 1개당 6그램, 닭 가슴살 100그램당 22그램, 오징어 100그램당 18그램, 우유 100밀리리터당 3그램, 두부 100그램당 7그램, 아몬드 10개당 2.5그램 정도입니다. 단백질 음식들은 종류가 그다지 많지 않으니 자주 먹는 음식들은 기억해 두면 편리합니다.

다이어트 중에는 충분한 단백질을 먹어야 하지만 필요한 모든 양을 음식으로만 섭취하려고 하면 열량이 너무 높아지게 되어 살이 빠지기는커녕 오히려 찔 수도 있습니다. 그러므로 흡수율이 높고 열량이 낮은 양질의 단백질 쉐이크를 적절히 활용하는 것도 좋은 방법입니다.

쉐이크를 선택할 때는 당 함유량이 너무 많지 않은 것, 단백질 외에도 좋은 영양소가 포함되어 있는 것, 동물성과 식물성을 고루 섭취할 수 있는 것을 선택합니다. 다이어트를 위해서가 아니더라도 이러한 쉐이크를 잘 활용했으면 하는 사람들이 있습니다. 바로 부모님들입니다. 노인들의 경우 단백질 흡수율이 많이 떨어지므로 젊었을 때와 같은 양의 음식을 섭취하더라도 근육의 감소가 일어나게 됩니다. 그래서 30퍼센트 정도의 단백질을 더 섭취해야 하는데 치아 상태나 소화기능 때문에 어려워하는 경우가 많습니다. 이때에도 쉐이크를 활용하면 편안하게 단백질을 보충할 수 있습니다.

우리가 잘 아는 단백질의 기능들 외에 놀라운 기능이 하나 더 있는데 바로 간의 해독 기능을 높여 주는 것이 그것입니다. 1과에서 설명한 간의 해독과정을 기억해 봅시다. 간에서 지용성 독소를 해독하려면 2차 대사과정을 거쳐야 하는데 그 대사과정에서 아미노산이 꼭 필요합니다. 그래서 단백질을 잘 먹으면 해독에 필요한 아미노산이 충분히 공급되고, 해독과 더불어 지방분해도 활발하게 일어나게 되는 것입니다. 다시 말해 근육을 지키기 위해서 뿐만 아니라 살이 잘 빠지게 하기 위해서도 단백질을 충분히 섭취해야 합니다.

좋은 지방은 반드시 필요하다

내 몸에 쌓인 지긋지긋한 지방. 왠지 지방을 먹으면 몸에 전부 쌓일 것 같지 않나요? 그런 오해가 저지방, 무지방 우유를 찾게 만들었습니다. 좋은 지방마저도 멀리하게 만들었습니다. 지방은 심혈관 질환을 일으키는 주범이며 콜레스테롤은 무조건 나쁘다는 것이 상식처럼 여겨졌습니다. 하지만 지방은 우리 몸에 꼭 필요한 영양소이고 좋은 지방을 섭취해야만 우리 몸을 건강하게 만들 수 있습니다.

지방은 뇌의 80퍼센트를 구성하고 있고 세포막의 구성성분이며 호르몬을 합성하는 원료이기도 합니다. 또한 그램당 열량이 높아서 훌륭한 에너지원으로 사용됩니다. 지방은 형태의 안정성을 기준으로 포화지방과 불포화지방으로 분류합니다. 포화지방은 주로 육류 지방인데 상온에서 고체의 형태를 띠고 있고 구조가 안정적입니다. 불포화지방으로는 어류에서 얻는 오메가3 또는 식물의 씨앗이나 견과류에서 얻는 올리브오일 같은 식물성 기름이 있습니다. 불포화지방은 불안정하기 때문에 공기와 접촉하면 쉽게 산화가 되고 변질될 수 있어서 개봉 후에는 빨리 섭취하는 것이 좋습니다.

두 가지 지방 중에 어떤 지방이 건강과 다이어트에 도움 되는 지방일까요? 결론은 둘 다 필요합니다. 포화지방이 유해하다는 오해는 1953년 엔셀 키스라는 학자의 주장에서 비롯되었습니다. 포화지방이 심장병을 유발한다는 연구 결과가 널리 알려짐에 따라 사람들은 지방이 함유된 음식을 극도로 꺼리기 시작했고 건강을 위해 육류 대신 탄수화물을 먹게 되었습니다. 하지만 건강해지기는커녕 비만인구는 점점 늘어갈 뿐이었습니다. 세월이 흘러 연구가 거듭됨에 따라 체지방이 늘어나는 주요 원인은 우리가 먹는 지방이 아니라 오히려 과도하게 섭취한 탄수화물이 지방으로 바뀌어 쌓이기 때문이라는 것이 밝혀졌습니다. 이젠 포화지방은 나쁜 것, 불포화지방은 좋은 것이라는 개념을 머리에서 지우기 바랍니다. 포화지방, 불포화지방에 상관없이 건강한 지방이 좋은 지방입니다.

대표적인 건강한 포화지방으로는 코코넛 오일이 있습니다. 코코넛 오일은 포화지방 92퍼센트와 불포화지방 8퍼센트로 이루어진 몸에 좋은 지방입니다. 동물성 포화지방인 육류지방, 버터, 치즈 등도 안심하고 먹어도 됩니다. 다만 사육환경이 건강해야 한다는 전제가 있는데 초원에서 목초를 먹고 자란 동물이어야 한다는 것입니다. 고기를 더 많이 생산하고 우유를 더 많이 짜내기 위한 목적으로 좁은 우리 안에 갇힌 채 사육되는 동물들에게서 얻은 고기와 우유가 몸에 좋을 수는 없기 때문입니다. 사육 과정에서 동물들이 받은 스트레스와 병에 걸리지 않게 하기 위해 주입된 항생제, 마블링을 만들기 위한 곡물사료 등을 생각해 보면 이상할 것이 없습니다.

다이어트 시에 활용하면 좋은 지방 중에 MCT 오일이 있습니다. 코코넛 오일에서 추출한 중쇄지방산인데 저탄고지 식단이나 방탄커피에 활용되면서 많이 알려진 지방입니다. MCT 오일은 섭취하더라도 인슐린 분비가 되지 않아 식욕을 유발하지 않으면서 에너지로 사용되기 때문에 칼로리가 높더라도 괜찮습니다.

불포화지방산은 우리 몸에서 합성되지 않기 때문에 반드시 음식으로 섭취해야 하는 필수 지방산입니다. 필수 지방산 중에서 오메가3 지방산은 등 푸른 생선, 견과류, 푸른 채소, 해조류 등에 많이 들어 있는데 염증을 줄여 주고 혈액을 깨끗하게 만들어 줍니다. 오메가3는 음식으로도 섭취하지만 보조제를 통해 섭취하는 사람들이 많은데, 어류에서 추출하기 때문에 해양 오염의 영향을 받았을 가능성이 있으므로 오염되지 않은 청정한 제품인지 꼭 확인해야 합니다. 또한 불포화지방이므로 산패되기가 쉬우니 한꺼번에 많은 양을 구입하기보다 필요할 때 구입해서 빨리 먹는 것이 좋습니다. 대부분의 액체 상태의 식물성 기름은 불포화지방인데 그중 좋은 불포화지방으로는 냉압착 방식으로 추출된 올리브유, 아보카도유, 들기름 등이 있습니다.

지방과 짝꿍처럼 붙어 다니는 콜레스테롤에 대해서도 알아야 할 것이 있습니다. 건강검진 결과 콜레스테롤과 중성지방의 수치가 높으면 음식을 조심해야 한다고 생각하게 됩니다. 그런데 대부분의 콜레스테롤은 간에서 합성되기 때문에 전적으로 음식의 영향만 받는 것은 아닙니다. 콜레스테롤은 우리 몸의 뇌, 신경, 근육, 피부, 간, 심장 등 어디에나 존재하지만 우리가 혈중 콜레스테롤과 중성지방 수치에 민감한 이유는 혈관 건강과 직접적인 관련이 있기 때문입니다. 콜레스테롤은 단백질과 결합되어 저밀도 지단백(LDL)콜레스테롤과 고밀도 지단백(HDL)콜레스테롤로 나뉩니다. 이 중 LDL콜레스테롤은 전체 콜레스테롤의 75퍼센트 정도를 차지하며 간에서 혈관으로 콜레스테롤을 운반하고, 그 양이 넘칠 경우 혈관 벽에 들러붙어 동맥경화와 같은 혈관

질환을 일으킵니다. 반면 HDL콜레스테롤은 과도해진 콜레스테롤을 다시 간으로 데려가서 분해시키는 청소부 역할을 합니다. 그래서 HDL 콜레스테롤을 좋은 콜레스테롤이라고 하는 것입니다.

나쁜 콜레스테롤인 LDL콜레스테롤을 줄이고 좋은 콜레스테롤인 HDL콜레스테롤을 늘리고 싶다면 어떻게 해야 할까요? 앞서 언급한 것처럼 음식의 영향을 받아 생성되는 양보다는 간에서 합성되는 양이 훨씬 많기 때문에 몸에 중성지방이 많아서 이미 비만 상태인 사람이라면 나쁜 콜레스테롤이 더 많이 만들어지게 됩니다. 혈관에 염증이 많아도 그렇습니다. 그러므로 필히 다이어트를 통해 해독을 하고 적정체중을 유지해야 합니다.

가능하면 멀리해야 하는 지방이 있다

좋은 지방은 반드시 필요하지만 가능하면 멀리해야 하는 지방도 있습니다. 제 생각 같아서는 절대 먹어서는 안 된다고 말하고 싶지만 우리 생활 속에 너무 가까이 있기에 그러기는 어려울 것 같습니다. 일상생활이 가능하고 지속 가능한 식단이어야 하니까요. 다만 체중을 감량하는 중이거나 더 철저하게 건강관리를 하고 싶다면 가급적 멀리해 보기 바랍니다.

가능하면 멀리해야 하는 지방의 정체는 트랜스 지방입니다. 말 그대로 지방은 지방인데 형태가 바뀐 지방을 말합니다. 액체상태의 불포화지방인 식물성 기름을 더 안정된 형태인 고체 상태로 바꾸는 공정에서 수소가 첨가되고 이때 트랜스지방이 생성됩니다. 이렇게 가공된 기름을 부분경화유라고 하는데, 가공식품을 만들 때 부분 경화유를 쓰는 이유는 액체로 된 기름보다 고체지방이 안정된 형태라서 쉽게 산패하지 않기 때문입니다. 다시 말해서 가공식품을 유통할 때 변질을 막아서 유통 기한을 길게 늘리기 위한 것입니다. 트랜스 지방이 함유된 음식으로는 마가린, 쇼트닝 등이 첨가된 마요네즈, 초콜렛 가공품, 빵류, 케이크가 있고 그것으로 튀겨진 감자튀김, 팝콘, 과자 등이 있습니다. 가공과정에서 생긴 트랜스 지방은 그 형태가 변화했기 때문에 체내에서 포화지방으로 인식되게 됩니다. 천연의 포화지방과는 달리 나쁜 콜레스테롤을 높이고 좋은 콜레스테롤을 낮추니 당연히 혈관 건강에 좋지 않습니다. 또 지방조직 내에 쌓여서 지방 대사를 저하시키고, 세포벽을 구성하는 필수 지방산이 부족하면 필수 지방산을 대신해서 세포벽에 작용하여 미토콘드리아의 기능을 떨어뜨리고 세포의 기능도 망가뜨립니다. 우리가 트랜스 지방을 피하기 위해 가공 식품의 영양정보를 확인할 때 트랜스지방 0그램이라고 표기되어 있다고 해서 전혀 들어 있지 않다고 볼 수는 없습니다. 법적으로 100그램당 0.2그램 이하로 들어 있으면 0그램으로 표기가 가능하기 때문입니다.

트랜스지방이 유해하다는 것이 널리 알려지면서 사람들이 꺼려하자 그와 유사한 형태의 지방이 이름표를 바꾸어서 등장했습니다. 바로 완전경화유인 에스테르화유가 그것입니다. 부분경화유와 달리 완전경화유에는 트랜스지방은 없지만 그렇다고 안심할 수는 없습니다. 트랜스지방과 마찬가지로 자연에는 존재하지 않는 형태라서 혈당을 증가시키고 신경계 이상을 일으킬 수 있습니다. 우리가 에스테르화유를 피하기 위해서 경각심을 갖고 가공식품의 영양정보를 꼼꼼히 확인한다 해도 한눈에 발견하기는 어려울 것입니다. 왜냐하면 식물성 가공유지나 팜유와 같은 건강할 것 같은 느낌을 주는 명칭으로 표기되어 있기 때문입니다.

음식은 시간이 지나면 썩는 것이 당연합니다. 썩지 않는 음식이 건강에 좋을 리 없습니다. 영양정보를 따져 보지 않아도 상식적으로 생각하면 건강한 음식을 선택하는 것은 어렵지 않습니다.

비타민과 미네랄이 하는 일

비타민과 미네랄은 작지만 매우 중요한 존재입니다. 왜냐하면 아주 적은 양이지만 없어서는 안 되는 필수 영양소이기 때문입니다. 비타민과 미네랄은 우리 세포의 구성 성분이 되고 에너지 대사와 생리기능을 조절합니다. 과거 먹거리가 충분하지 않았던 시절에는 비타민과 미네랄의 결핍을 영양실조라고 불렀다면, 요즘은 영양불균형이라고 부릅니다. 열량을 내는 탄수화물, 단백질, 지방이 넘쳐나는 것에 비해 한참 모자라기 때문입니다. 이들의 결핍으로 생길 수 있는 증상들은 매우 다양합니다. 비타민A가 부족하면 면역이 저하되고 안구건조증이 생길 수 있습니다. 비타민B6는 피부염이나 우울증, 비타민B12는 인지기능 저하나 신경질환, 비타민C는 면역력 저하, 비타민D는 구루병, 골다공증, 철분은 빈혈, 인지능력 저하, 엽산은 집중력 저하, 아연은 탈모, 성장지연, 염증, 면역력 저하, 마그네슘은 골다공증, 고혈압, 당뇨, 망간은 두통, 어지럼증 등과 관련이 있습니다. 비타민과 미네랄의 결핍으로 인해 당장 큰 질병이 생기는 것은 아니지만 늘 몸이 무겁고 어딘가 불편함을 느끼게 될 것입니다. 그리고 이런 상황이 오래 지속되면 결국에는 질병으로 발전하게 되는 것입니다. 때로는 사전 징후가 전혀 없던 사람이 어느 날 갑자기 질병에 걸린 상황을 접하기도 합니다. 당황스러운 상황이지만 절대로 하루아침에 질병에 걸린 것이 아닙니다. 오래전부터 서서히 진행되어 왔다는 것을 알아야 합니다.

대다수의 현대인들이 영양소의 결핍 상태에 놓여 있다고 볼 수 있습니다. 우리도 다르지 않을 것입니다. 그리고 그 결핍은 단기간 노력한다고 말끔히 해소되는 것이 아니라 매일매일 지속적으로 노력해서 채워야 합니다. 어제 먹은 비타민과 미네랄이 오늘까지도 내 몸에 머물면서 필요한 역할을 해 주지는 않습니다. 좋은 음식, 영양소가 풍부한 음식을 먹는 것과 더불어 음식으로 부족한 부분은 영양제의 도움을 받는 것이 좋습니다. 안타깝게도 우리가 먹는 채소나 과일에 함유된 영양소는 점점 줄어들고 있는데, 환경오염, 토양오염, 재배방식의 변화 등으로 인해 과거만큼 영양소가 풍부하지 않습니다. 그 부족함을 채우는 현명한 노력이 필요한 때입니다.

절대로 피해야 하는 음식

우리가 건강하게 살기 위해서는 건강한 음식을 찾아서 먹으면 됩니다. 그런데 어떻게 건강한 음식만을 먹으며 살 수 있겠습니까? 때로는 건강한 음식이 아니라는 것을 알면서도 맛있게 먹기도 합니다. 하지만 다이어트 중이라면 자제해야 합니다. 체지방을 감량 중일 때는 섭취 칼로리를 제한하고 있기 때문에 몸은 비상사태로 돌입해 있는 상태입니다. 이때 나쁜 음식이 들어가면 민감하게 반응하게 되고, 건강한 변화에 자꾸 제동이 걸리게 되는 것입니다. 그러므로 다이어트 기간에는 지금부터 알려 드리는 음식은 필사적으로 멀리하기 바랍니다.

첫 번째로 피해야 할 음식은 밀가루입니다. 밀가루는 정제 탄수화물이기 때문에 혈당을 빠르게 올리고 인슐린을 급격하게 많이 분비시켜서 지방으로 저장되기 쉽게 만듭니다. 한 가지 이유가 더 있습니다. 바로 밀가루의 글루텐 때문입니다. 글루텐은 장에서 독소로 작용하여 소장의 융털을 파괴하고 염증을 만들고 장내 유익한 미생물에 악영향을 미칩니다. 장의 결합이 느슨해져서 독소가 몸으로 유입되는 장누수 증후군의 원인이 되기도 합니다.

두 번째로 과일입니다. 과일 자체는 건강한 음식이긴 하지만 과일 속 과당은 지방으로 바로 저장되니 피해야 합니다. 특히 말린 과일이나 과일 주스는 더더욱 피해야 합니다. 당 함유량이 더 높기 때문입니다.

세 번째, 액상과당이 들어간 음식입니다. 대체로 단맛을 내는 가공식품입니다. 액상과당은 옥수수시럽이라 표기되는 경우도 있어서 천연 당이라고 착각할 수 있지만 인공적으로 만들어진 당입니다. 같은 과당이지만 식이섬유가 포함되어 천천히 흡수되는 과일과 달리 액상 형태로 빠르게 흡수되기 때문에 혈당을 빠르게 올립니다.

네 번째, 초가공식품입니다. 각종 첨가물이 함유된 채로 시중에 유통되는 모든 식품들은 반드시 멀리해야 합니다. 특히 가공된 닭 가슴살은 추천하지 않습니다. 단백질 섭취를 위해 열심히 먹는 닭 가슴살이 첨가물로 인해 득보다 실이 많다면 오히려 먹지 않는 것이 좋지 않을까요?

마지막으로 술입니다. 알코올은 다이어트 중 해독과 지방 분해를 열심히 해야 하는 장기인 간에 큰 부담이 됩니다. 우리 몸은 이미 쌓여 있는 독소보다 당장 급한 독소인 알코올을 먼저 해독해야 하기 때문에 그동안 다른 일은 멈추게 되는데 그 과정에서 많은 영양소가 쓰이게 됩니다. 또 배부름을 느끼게 하는 호르몬인 렙틴을 억제해서 식욕을 불러일으킵니다. 이뇨작용으로 몸에 수분이 부족한 상태가 되니 식욕이 더 솟구치게 됩니다. 결국 안주를 과하게 먹을 수밖에 없는 상태로 만듭니다.

다이어트는 건강을 찾는 해독의 과정입니다. 그러므로 어떤 음식을 피해야 할지 헷갈릴 땐 그 음식이 건강한 음식인지 아닌지를 상식적인 기준으로 생각해 본다면 어렵지 않게 그 답을 알 수 있을 것입니다.

하루에 섭취해야 하는 음식의 양과 영양소의 비율

　다이어트 중 영양소의 균형을 고려하며 하루에 섭취해야 하는 열량
은 기초 대사량 만큼입니다. 2과의 감량 공식에서 섭취량 대비 대사량
을 계산해서 지방의 예상 감량치도 따져 보았습니다. 무조건 양을 최
소로 줄여 먹는다고 이에 비례해서 체지방이 더 연소되지는 않는다는
사실도 기억할 것입니다. 우리 몸이 절약모드로 접어들지 않고 원활
한 대사를 하게 하면서 줄일 수 있는 최소 섭취량은 기초 대사량이 기
준입니다. 물론 모든 사람에게 백퍼센트 동일하게 적용되는 원칙은 아
닙니다. 어떤 사람은 기초 대사량보다 적게 먹어도 근육이 소실되지
않으면서 체지방만 잘 분해됩니다. 어떤 사람은 기초 대사량을 지켜
서 먹는데도 근육이 빠지기도 합니다. 하지만 대부분의 사람에게 적용
가능하니 우선 이 기준으로 시작하고 이후 체성분을 측정, 검토하면서
건강하게 지방이 잘 분해되는 자신만의 섭취량으로 조절해 나가면 됩
니다.

　제가 권장하는 지속가능한 식단의 탄수화물, 단백질, 지방의 비율은
4:3:3 또는 3:4:3입니다. 이 또한 절대적이지는 않으니 자신의 상황에
따라 지속가능한 방법을 찾아가면 좋습니다. 비만과 건강 악화의 원인
인 인슐린 저항성을 개선하기 위해서 저탄고지 식단이 효과가 있지만
실제로는 여러 사람들에게 저탄고지 식단의 탄단지 비율을 적용해 본
결과 일상생활을 영위하면서 성공하기가 쉽지는 않았습니다. 특히 탄

수화물을 무리하게 너무 많이 줄일 경우 일상생활이 힘들 정도로 컨디션 조절에 어려움을 겪거나, 식욕 컨트롤이 안 되거나, 피부 두드러기를 경험하는 경우도 있었습니다.

그래서 오랜 경험을 통해서 얻은 가장 쉬운 기준을 알려드리겠습니다. 식단 다이어리에 입력하면 각 음식의 영양 함량을 알 수 있는데, 그것을 기준으로 삼으면 계산이 편리합니다. 탄단지 비율이 4:3:3일 때는 대략적으로 탄수화물 100~150그램, 단백질 70~90그램, 식이섬유 20그램 이상, 당류 30그램 이하, 좋은 지방 40그램 정도입니다. 이 정도 양이면 기초 대사량에 맞춰 충분히 먹으면서 힘들지 않게 다이어트를 할 수 있습니다. 탄수화물을 이 정도 양으로 줄이는 데 익숙해지면 그 다음에는 100그램 이하로 줄여 나갑니다. 그러면 단백질이나 지방의 섭취량을 조금 늘릴 수 있습니다. 탄단지 비율이 3:4:3이나 3:3:4로 기준이 바뀌게 됩니다. 탄수화물의 양을 기준으로 두고 지방과 단백질의 비율은 조금씩 변동되어도 됩니다. 다이어트 중에는 인슐린에 영향을 미치는 탄수화물을 줄이는 것이 중요하기 때문에 탄수화물 섭취량을 기준으로 삼는 것입니다.

좋은 식단의 예

각 영양소에 맞추어 추천 음식과 권장 섭취량을 알려 드렸습니다. 한 번에 다 이해하기는 조금 어려울 것입니다. 그래서 구체적인 음식으로 예를 들어 좀 더 이해해 보겠습니다.

1. 한식
· 아침 : 밥 반 공기, 미역국, 장조림, 김치, 고사리나물, 버섯볶음
· 점심 : 밥 반 공기, 생선구이, 된장찌개, 콩나물 무침, 무생채 무침
· 저녁 : 밥 반 공기, 소고기 구이 100그램, 김치, 상추, 파절이, 미역줄기볶음
　　　　(반찬 종류는 소접시 0.5인분 기준)

2. 간단식 + 한식
· 아침 : 닭 가슴살 버터구이 100그램, 방울토마토 10개, 아몬드 10개, 아메리
　　　　카노 1잔
· 점심 : 밥 반 공기, 순두부찌개, 김치, 숙주나물, 도라지 무침
· 저녁 : 돼지 목살 구이 100그램, 버섯 마늘 구이, 양파 구이, 상추, 김치, 오이
　　　　무침

3. 간단식
· 아침 : 아보카도 샐러드, 삶은 달걀 2개, 우유 1컵
· 점심 : 닭 가슴살 샐러드, 고구마 1개, 리코타치즈, 아메리카노 1잔
· 저녁 : 소고기 스테이크 100그램, 구운 야채

　밥이 세끼 들어가는 한식만으로 이루어진 식단과 간단식 그리고 한
식을 병행하는 식단을 예로 들어 보았습니다. 밥을 먹어야만 만족감이
큰 사람이 있는 반면 밥이 아니어도 만족감을 느끼는 사람도 있습니
다. 제 경험상 많은 사람들이 세끼 밥을 먹는 것보다는 점심에 한식 한
상을 충분히 먹고 아침과 저녁을 줄이는 것을 선호합니다. 저도 2번을

추천하는 편인데, 그 이유는 점심에 먹고 싶은 음식을 충분히 먹고 나면 오후가 되어도 간식이 별로 생각나지 않고, 저녁에도 식욕이 폭발하지 않기 때문입니다. 충분한 칼로리를 섭취해서일 수도 있고 한 끼 제대로 먹었다는 심리적인 만족감이 더해져서 그러한 효과가 나오게 됩니다.

얼핏 음식의 종류만 보면 전혀 다이어트 식단처럼 보이지 않을 것입니다. 이 식단이 다이어트 식단이 되기 위해서는 양을 잘 맞추는 것이 중요합니다. 그 양은 자신의 기초 대사량 만큼이라는 것을 꼭 기억하세요. 그 정도의 양이라면 적당히 포만감을 느껴서 전혀 배고프지 않을 것입니다.

만약 그 정도의 양으로도 배고픔을 심하게 느끼는 사람이라면 먼저 하루 대사량 만큼으로 양을 늘려서 간식 없이 딱 세끼만 먹는 것으로 시작해 봅니다. 제대로 된 끼니를 챙겨 먹게 되면 식욕 조절이 훨씬 쉬워집니다. 다이어트를 하는 사람들이 끼니를 제대로 챙기지 않는 경우가 생각보다 많습니다. 밥 때에 음식을 줄여 먹으면 다음 끼니가 되기도 전에 계속해서 음식에 대한 갈망이 생겨나고 시도 때도 없이 칼로리 높은 간식을 찾게 되곤 합니다. 그러니 다이어트의 시작은 정해진 시간에 규칙적으로 일정한 양을 챙겨 먹는 것임을 잊지 말아야 합니다.

1. 다이어트 식단의 기본 원칙- 일상생활이 가능한 식단, 지속가능한 식단
2. 물 섭취량 계산법
   · 키+체중/100을 리터로 환산
3. 음식별 단백질 함유량
   · 달걀 1개　　　　　　6그램
   · 육류 100그램　　　　20~25그램
   · 닭 가슴살 100그램　　22그램
   · 오징어 100그램　　　18그램
   · 우유 100밀리리터　　 3그램
   · 두부 100그램　　　　7그램
   · 아몬드 10개　　　　　2.5그램
4. 비타민과 미네랄 부족으로 나타날 수 있는 증상
   · 비타민A　　　　　　 면역 저하, 안구건조증
   · 비타민B6　　　　　　피부염, 우울증
   · 비타민B12　　　　　 인지기능 저하, 신경질환
   · 비타민C　　　　　　 면역 저하
   · 비타민D　　　　　　 구루병, 골다공증
   · 철분　　　　　　　　빈혈, 인지능력 저하
   · 엽산　　　　　　　　집중력 저하
   · 아연　　　　　　　　탈모, 성장지연, 염증, 면역 저하
   · 마그네슘　　　　　　골다공증, 고혈압, 당뇨
   · 망간　　　　　　　　두통, 어지럼증
5. 절대로 피해야 하는 음식 - 밀가루, 과일, 액상과당, 초가공식품, 술
6. 다이어트 중 하루 섭취 기준 열량 - 기초 대사량

7. 하루 섭취량 중 각 영양소별 섭취량(신체 사이즈에 따라 정함)
　·물　　　　　　　　2~3리터
　·탄수화물　　　　　80~150그램
　·단백질　　　　　　70~100그램
　·지방　　　　　　　40~60그램
　·식이섬유　　　　　20그램 이상
　·당류　　　　　　　30그램 이하

 제10강 **실천과제**

1. 하루 동안 절대 피해야 할 음식 먹지 않기
2. 좋은 식단 실천하기

다이어트 생활습관 기본 원칙

식사 다이어리는 기본 중의 기본

　다이어트를 할 때 내가 무엇을 얼마나 먹고 있는지 체크하는 것은 매우 중요합니다. 음식의 양이나 칼로리뿐만 아니라 내가 먹는 음식의 영양 성분 비율과 양도 따져야 하기 때문입니다. 우리는 앞에서 탄수화물, 단백질, 지방의 비율과 양, 식이섬유와 당의 양을 체크하는 법을 배웠습니다. 그것을 음식별로 일일이 찾아서 계산하기는 번거롭지만 식단 다이어리에 기입하면 음식마다 영양소가 어느 정도 들어 있는지 바로 알 수 있고 하루 섭취량도 자동으로 계산되어 편리합니다. 제가 추천하는 식단 다이어리 어플리케이션은 '팻시크릿 칼로리 카운터'입니다. 일정기간 기록해 보면 곧 익숙해져서 자주 먹는 음식의 영양 성분이 어떤지 대충은 예측할 수 있습니다. 처음에는 기록하기 번거로울 수 있지만 다이어트 기간이 끝나고 평생 건강한 식습관을 유지하는

데 많은 도움이 될 것입니다. 저도 새로운 음식을 접할 때는 팻시크릿에 입력해 보고 영양성분을 확인하곤 합니다.

식품 영양정보 확인은 필수

자연 상태의 음식을 먹는 것이 가장 좋지만 우리의 식단에서 가공식품을 완전히 배제하기는 어려운 것이 현실입니다. 그렇다 해도 그중에서도 더 나은 제품을 선택하려 노력해야 합니다. 모든 가공식품의 포장지에는 영양정보가 표기되어 있습니다. 그 영양정보들로 식품의 질을 정확하게 판단하기는 어렵지만 적어도 우리가 체크해야 할 사항들은 확인이 가능합니다. 제가 주의 깊게 체크하는 항목은 칼로리와 당류입니다. 특히 플레인 요구르트처럼 즐겨 먹는 식품의 경우 똑같이 플레인이라고 표기되어 있어도 각 제품마다 당 함량에 차이가 많기 때문에 꼭 확인하고 선택합니다. 단백질 바 또는 단백질 쉐이크도 마찬가지입니다. 몸에 좋은 성분을 먹기 위해 나쁜 성분을 더 많이 먹으면 안 되니까요.

체지방 분해의 핵심
- 수면

건강을 위해 질 좋은 수면이 꼭 필요하다는 것은 이 책의 초반부에 이야기했습니다만 다시 한번 강조하는 이유가 있습니다. 첫 번째 이유는 자는 동안에 체지방이 분해되기 때문입니다. 체지방이 분해되려면 간에서 지방대사가 이루어져야 하는데 간이 그 역할을 잘하게 하기 위해서는 충분한 수면이 필요합니다. 그러므로 체중 감량을 잘하고 싶다면 최소 6시간에서 8시간을 자는 것이 좋습니다.

두 번째 이유는 호르몬 때문입니다. 잠을 잘 자면 밤이 되었을 때 지방을 쌓는 스트레스 호르몬인 코르티솔은 감소하고 식욕을 억제하는 렙틴은 증가합니다. 그러니 배고픔도 없고 체지방이 잘 분해되는 상태가 됩니다. 그런데 너무 늦게 잠자리에 드는 습관을 갖고 있다면 밤에도 각성상태가 되어 코르티솔의 농도가 높아지고 그에 따라 렙틴의 농도는 낮아지게 됩니다. 밤늦은 시간이지만 식욕이 억제되지 않으니 야식의 유혹에 속절없이 무너지게 될 것입니다. 그 리듬이 아침까지 이어지면 깨어나야 할 타이밍에 각성을 도와주는 코르티솔이 분비되지 않아 멍한 상태가 되고, 반대로 렙틴이 높아져 도통 식욕이 안 생기고 아침을 거르게 되는 것입니다. 그리고 밤이 되면 또 다시 야식의 유혹을 받게 됩니다. 그러니 일찍 자는 것이야말로 야식의 유혹을 느끼지 않는 몸으로 바꾸는 지름길입니다. 현명한 다이어터라면 수면 습관부터 고치려고 노력해 봅시다.

시간의 흐름에 따른 코르티솔과 렙틴의 변화 그래프

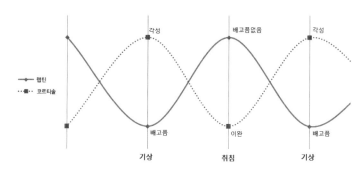

정상 수면

각성 · 배고픔없음 · 각성
렙틴 · 코르티솔
배고픔 · 이완 · 배고픔
기상 · 취침 · 기상

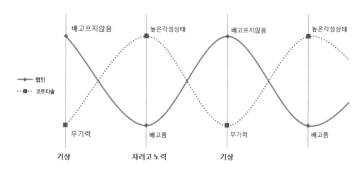

늦은 수면

배고프지않음 · 높은각성상태 · 배고프지않음 · 높은각성상태
렙틴 · 코르티솔
무기력 · 배고픔 · 무기력 · 배고픔
기상 · 자려고 노력 · 기상

다이어트를 쉽게 만들어 주는 운동의 힘

운동이 다이어트에 도움이 되는 이유는 단순히 대사량을 늘려서 체지방을 더 많이 분해하기 때문만은 아닙니다. 대사량만을 기준한다면 운동을 하는 것보다 음식을 줄여 먹는 것이 더 쉽고 효율적입니다.

150칼로리의 에너지를 소비하려면 50분 동안 걷거나 30분 동안 계단 오르기를 해야 하는데 음식으로는 밥 반 공기만 덜 먹어도 되기 때문입니다.

그럼에도 불구하고 다이어트를 할 때 운동이 꼭 필요한 이유가 있습니다. 우선 심장과 혈관의 기능을 회복하고 유지하기 위해서입니다. 심박수를 높이는 운동을 하면 힘차게 뿜어지는 혈액으로 인해 순환이 좋아지면서 지방과 노폐물의 운반도 원활하게 됩니다. 또 혈관의 상태도 좋아져서 순환기능이 회복되니 영양의 공급도 원활해집니다. 다음으로는 근육이 강화되는 효과가 있습니다. 건강한 근육은 신진대사가 잘 이루어지게 만들어 주고 체력이 좋아지게 해서 일상에 활력을 줍니다. 마지막으로 제가 가장 중요하게 생각하는 운동의 힘은 스트레스 관리입니다. 다이어트 기간에는 아무래도 음식에 대한 강박이나 꼭 해내야 한다는 부담감 때문에 스트레스가 더 높아질 수 있습니다. 그렇게 되면 꾸준히 오래 지속하기가 어려워지고 어느 순간 포기하게 될지도 모릅니다. 이러한 어려움은 운동을 통해서 극복이 가능합니다. 땀을 흘리고 운동에 집중하고 나면 식욕은 어느새 사라지고 행복 호르몬이 분비되어 긍정적인 생각으로 가득 차게 될 것입니다.

제11강 **핵심정리**

1. 다이어트 생활습관 기본 원칙
   · 식사 다이어리 작성하기
   · 가공식품의 영양정보 확인하기
   · 6~8시간의 수면
   · 운동하기
2. 일찍 잠자리에 들어야 하는 이유
   · 식욕 억제 호르몬 렙틴 증가
   · 스트레스 호르몬 코르티솔 감소

 제11강 **실천과제**

1. 오늘 하루 먹은 음식을 다이어리에 입력해 보기
2. 평소보다 1시간 일찍 잠자리에 들기
3. 잠자리에서 스마트폰 켜지 않기

다이어트에 관한
궁금증 풀이 Q&A

다이어트를 하다가 불현듯 떠오르는 사소한 궁금증들을 해결해 드립니다.

다이어트에는 왜 유행이 있나요?

제가 오랜 시간 다이어트를 해 오면서 알게 된 것은 다이어트에도 유행이 있다는 것입니다. 소비자의 욕구에 따라 흘러가기도 하고 시장의 마케팅에 따라 변화하기도 합니다. 우리는 언제부터 다이어트에 집착하게 되었을까요? 제 기억으로는 소위 X세대인 제가 성인이 된 이후부터 사람들의 다이어트에 대한 욕구가 본격적으로 커졌다고 볼 수 있을 것 같습니다. 먹을거리가 풍부해졌고 식단이 서구화되고 패스트푸드가 대중화 된 시점부터입니다. 식단의 변화와 함께 비만인구가 늘어나기 시작했고 TV에 나오는 깡마르고 세련된 연예인들이 미의 기준이 되기 시작했습니다.

　초창기 유행했던 다이어트는 쉽고 빠른 감량을 추구했습니다. 그 시작은 원푸드 다이어트였습니다. 사과 다이어트, 강냉이 다이어트, 감자 다이어트, 초콜릿 다이어트 등 많은 음식들이 다이어트의 소재로 활용되었고, 한 가지 음식만을 하루 종일 섭취하는 쉽고 간편한 다이어트는 사람들에게 각광을 받았습니다. 저 또한 자주 애용했던 방법이었습니다. 원푸드 다이어트는 짧은 기간만 식욕을 참으면 일주일에 3킬로그램 혹은 5킬로그램 감량이라는 빠른 결과물도 안겨 주었던 걸로 기억합니다. 무조건 적게 먹으면 많이 빠진다는 생각에 굶으며 살을 빼는 합숙 단식원이 유행하기도 했습니다. 하지만 크나큰 단점이 있었는데, 일상생활이 불가능할 정도로 체력이 저하되고 다이어트가 끝나면 멈출 수 없이 식욕이 폭발해서 빠른 요요가 온다는 것이었습니다. 몇 번의 시도와 요요를 반복하고 나면 매우 허탈해집니다. 그렇게 열심히 고통을 참으며 굶다시피 했는데도 결국에는 다이어트 시작 전 몸무게보다 더 늘어나 있는 스스로를 발견하게 되기 때문입니다.

　그 이후부터 조금은 체계적인 듯 보이는 다이어트 프로그램이 유행합니다. 덴마크 다이어트가 대표적인 예입니다. 아침 점심 저녁 하루 세끼 정해진 식사 플랜을 따라 하기만 하면 되는 방법인데, 저도 그 당시로써는 매우 귀했던 자몽을 구하러 백화점에 갔던 기억이 납니다. 나름대로 탄수화물과 단백질, 비타민을 적절히 구성해 놓았지만 하루 섭취 열량으로는 매우 부족한 식단 플랜이었기에 감량과 함께 요요까지도 예약된 플랜이었습니다. 그 외에도 많은 방법들이 유행했는데, 대부분 '어떤 음식이 칼로리가 낮아서 많이 먹어도 괜찮을까? 포만감을 느껴서 배고픔을 참을 수 있을까?'라는 것에 초점이 맞추어진 방식이었습니다. 유명 연예인 누가 어떤 음식을 먹고 살을 뺐다더라 하는 소문을 듣고 무조건 따라 하는 경우도 많았습니다. 사람들이 쉽고 빠른 다이어트를 원하니 그 욕구에 맞춰 다양한 음식들이 다이어트 푸드를 표방하며 소비되었습니다. 그러다가 다이어트 보조제의 시장이 커지기 시작합니다. 처음에는 원푸드 다이어트의 단점을 보완한 저칼로리 대용식 다이어트가 유행합니다. 하루 세끼 간편하게 타서 마시면 되는 대용식은 곡물을 갈아 만들었기에 꽤나 건강하게 느껴졌습니다만 영양의 균형을 고려하지 않고 단순히 칼로리만을 줄이는 방식이었습니다. 그러다가 팻(fat)이라는 단어가 제품에 붙여지면서 지방분해에 초점을 맞춘 제품들이 대대적인 광고와 함께 유행하게 됩니다. 특정 성분의 보조제를 먹기만 하면 살이 빠진다는 원리였는데 당연히 사람들은 열광했습니다. 광고 카피처럼 마음껏 음식을 먹어도 보조제를 마시기만 하면 쉽게 살을 뺄 수 있을 거라는 기대 때문이었습니다. 그 이후 보조제 시장은 지금도 진화를 거듭하며 계속 성장하고 있습니다.

　이런 과정들을 쭉 돌이켜 보았을 때 결론적으로 다이어트에 유행이 있었다는 것은 지금까지 어떤 방법도 정답이 아니었다는 의미가 아닐까요? 만족스러운 결과가 없었기 때문에 어떤 방법도 롱런하지 못했고, 사람들은 끊임없이 더 효과적인 방법을 찾고 있습니다. 사람들의 새로운 욕구를 반영하여 시장도 움직입니다. 그리고 계속해서 더 효과가 좋다는 새로운 제품들이 출시되고 있습니다.

하지만 이제 사람들은 현명해지고 있고 마케팅에 흔들리기 보다는 건강하게 살을 빼는 방법을 찾고 싶어 합니다. 그렇다면 정말 건강한 다이어트란 무엇일까요? 제가 생각하는 건강한 다이어트의 정의는 살을 빼는 과정에만 건강한 방법을 적용하는 것이 아니라 다이어트가 끝났을 때 건강한 식습관과 생활습관으로 바뀌게 되는 것입니다. 건강한 몸을 되찾는 것입니다. 그래야만 계속 건강하고 날씬하게 살 수 있습니다. 그래서 저는 유행을 쫓는 다이어트에 종지부를 찍고 싶은 마음으로 이 책을 썼습니다.

다이어트 기간은 어느 정도가 좋을까요?

다이어트 기간은 짧을수록 좋겠지만 안타깝게도 단기 다이어트는 추천할 수가 없습니다. 물론 그 목적이 오로지 체중의 감소라면 짧게도 가능하지만, 건강한 몸으로 바꾸기 위한 것이라면 적어도 90일의 기간이 필요합니다. 우리 몸은 약 30조 개의 세포로 이루어져 있는데 각 세포들은 주기적으로 새로운 세포로 교체되어 다시 태어납니다. 그 교체가 이루어질 때 건강하지 못한 세포는 또다시 건강하지 못한 세포로 복제됩니다. 그럼 건강한 세포로 교체되게 하려면 어떻게 해야 할까요? 건강한 음식을 먹어서 영양을 충분히 공급해 주고, 독소의 유입을 최대한 차단하고, 해독을 통해 나쁜 체내 환경을 개선해서 세포의 상태가 건강하게 바뀔 수 있게 노력해야 합니다.

신체 기관마다 세포의 교체 주기가 각각 다르기 때문에 모든 세포가 새로운 세포로 교체되는 데는 꽤나 긴 시간이 필요합니다. 피부세포는 30일, 혈액세포는 3~4개월, 간세포는 1년, 뼈, 근육, 장기 세포들은 10~15년가량이 걸립니다. 그러므로 우리가 먹는 음식이 적어도 혈액세포에 건강한 영향을 미치게 하기까지는 최소 90일 이상은 꾸준히 노력해야 합니다.

평생 이렇게 먹고 살아야 하나요?

다이어트를 진행하다가 가끔 이런 질문들을 받습니다. "앞으로 평생이렇게 먹고 살아야 하나요? 먹는 즐거움을 포기하고 살아야 하나요?" 물론 아닙니다. 정말 의지가 강한 사람이라면 모를까 어떻게 평생 건강한 음식만을 먹고 살 수 있겠습니까. 다이어트 기간이 끝나면 섭취량도 늘려야 하고, 건강하지 않은 음식도 종종 즐기면서 살아야 하지 않을까요. 분명히 과식하는 날도 있을 것입니다. 특히 밀가루 음식을 완전히 멀리하기는 어려울 것입니다. 다만 이러한 원칙을 배웠으니 중간 중간 점검하고 경계하면서 건강한 상태로부터 너무 멀어지지는 않도록 노력하면 됩니다.

더 적게 먹으면 더 많이 빠질까요?

앞에서도 설명했듯이 칼로리를 너무 과하게 줄이는 것은 별로 좋지 않습니다. 식욕이 없는 사람이나 극도의 의지력을 발휘해서 참을 수 있는 사람이라고 해도 아주 적은 양을 섭취한다면 대사하지 않는 체질로 바뀌게 됩니다. 그 기간에는 일시적으로 체중이 더 많이 줄어들 수도 있겠지만 다시 보통의 양으로 돌아왔을 때 바로 요요현상을 겪게 될 것입니다. 살을 더 빨리 빼려는 욕심에 조급해지지 않아야 합니다.

회식이나 모임이 있을 때는 어떡하죠?

다이어트 기간 동안 가장 무서운 적이 있다면 바로 회식이나 모임입니다. 특히 부모님과 함께하는 식사 자리에서 다이어트를 한다고 이야기하면 도와주지 않을 확률이 매우 높습니다. 이런 상황에 놓여 봤던 사람이라면 공감할 수 있을 것 같습니다. 오늘까지만 먹고 다이어트는 내일부터 하라는 말을 가장 많이 들었을 것입니다. 저도 다이어트 하는 동안 자주 들었던 이야기이기도 합니다. 그래서 그런 스트레스를 받지 않기 위해 제가 추천하는 방법이 있습니다. 다이어트를 하고 있다는 사실을 굳이 알리지 말라는 것입니다. 설령 누군가는 내가 다이어트 중이라는 것을 안다고 해도 '오늘은 절대 아무것도 먹지 않을 거야.'라는 표정으로 입을 꾹 다물고 있으면 안 됩니다. 아무리 다이어트

중이라고 해도 회식이나 모임에서 먹을 수 있는 음식은 분명히 있습니다. 고기나 생선회, 채소류, 물 같은 음식들이 그것입니다. 적당량의 음식을 아주 천천히 음미하면서 즐기면 됩니다. 그리고 채소를 향해서는 부지런히 젓가락을 움직여 봅니다. 다만 술은 단호히 거부해야 합니다.

다이어트 보조제가 도움이 될까요?

다이어트 보조제에 지나치게 의지한 나머지 식습관을 바꾸려는 노력을 하지 않는다면 아마 도움이 되긴 어려울 것입니다. 운동 없이, 음식 조절 없이 먹기만 하면 빠진다는 보조제는 믿지 않는 것이 좋습니다. 하지만 식습관을 개선하려고 노력하는 중이라면 도움이 될 수 있습니다. 특히 영양소를 잘 공급해 줄 수 있고, 체지방 분해에 도움을 줄 수 있고, 인슐린 저항성을 개선시키는 데 도움이 되는 제품이라면 더 좋겠습니다.

정체기는 왜 올까요?

살이 잘 빠지는 것 같다가 어느 순간 갑자기 멈추는 경우가 있습니다. 분명히 음식을 조절하고 운동도 열심히 하고 있는데도 불구하고 말입니다. 이 시기를 정체기라고 부릅니다. 정체기를 슬기롭게 극복하기 위해서는 체중이 감량되는 과정을 이해해야 합니다.

다이어트 초반에는 평소에 먹던 양에 비해서 음식을 줄이게 되어서 체중이 쭉쭉 내려가는 기분 좋은 변화를 경험합니다. 이 시기를 급격 감소기라고 합니다. 이때 체중이 많이 빠지는 이유는 지방뿐만이 아니라 수분과 근육에 저장된 글리코겐도 함께 빠진 것입니다. 그래서 약 2~3킬로그램이 단 며칠 만에 빠진 듯 느껴집니다. 그러다가 더 이상 줄어들지 않는 시기가 오는데 이때를 초기 정체기라고 합니다. 반갑지 않은 시기이지만 초기 정체기를 만나면 오히려 기뻐해야 합니다. 드디어 지방이 분해되는 진짜 다이어트가 시작된 것이니까요. 지방은 매우 천천히 분해되기 때문에 체중이 빨리 줄어들지는 않습니다. 하지만 옷이 헐렁해졌다거나 몸이 가벼워진 느낌을 받게 됩니다.

초기 정체기를 지나서 감질나게 조금씩 내려가던 체중이 또다시 멈추는 2차 정체기를 만나게 됩니다. 우리의 몸은 항상성이 있어서 체중이 갑자기 감소하게 되면 원래 기억되어 있던 체중으로 돌아가려고 버티기 시작합니다. 이렇게 더 이상 내려가지 않고 버티는 지점을 세트 포인트라고 합니다. 버티는 기간은 건강상태에 따라 다른데 짧게 끝나기도 하고 오래 걸리기도 합니다. 하지만 이 구간을 잘 버텨내야만 추가적으로 체지방이 줄어들 수 있습니다.

이때는 정체기임을 알아차리고 반드시 극복해야 한다는 생각을 갖는 것이 중요합니다. 너무 스트레스 받지 말고 체중계 숫자의 변화보다 몸의 긍정적인 변화에 집중해 봅니다. 기존에 해 오던 식단과 운동을 유지하면서 충분한 휴식을 취하고 건강한 몸으로 바뀌길 기다리다 보면 정체기는 반드시 지나갈 것입니다.

 제12강 **핵심정리**

1. 건강한 다이어트란?
   · 과정이 건강한 다이어트
   · 습관이 건강하게 바뀌는 다이어트
2. 적절한 다이어트 기간은?
   · 세포가 건강하게 교체되는 기간, 최소 90일 이상
3. 정체기란?
   · 체중이 감량되면서 중간 중간 만나게 되는 시기
   · 원래의 몸이 바뀌는 몸에 적응하는 시기
   · 다이어터라면 누구나 만나는 시기

 제12강 **실천과제**

나의 다이어트에서 풀리지 않았던 문제점을 생각해 보고 해답 찾아보기

제4과

유지

지금까지 배운 방법을 적용해서 목표한 감량치를 달성했나요? 그렇다면 지금부터가 더 중요합니다. 왜냐하면 살을 빼는 것보다 계속 유지하는 것이 더 어렵기 때문입니다. 유지하는 것이 더 어렵다는 말이 이상하게 들릴 수 있습니다. 그 어려운 감량도 해냈는데 유지쯤이야 쉽다고 생각될 수 있기는 합니다. 하지만 몇 번의 요요를 경험한 사람이라면 감량 후 유지하는 것이 그렇게 만만한 일이 아니라는 것에도 공감할 것입니다. 지금까지의 노력을 헛되지 않게 만들기 위해서 이어지는 4과에도 집중해 봅시다.

요요를 만나지 않는 방법

다이어터에게 요요만큼 허무한 일이 있을까요? 어떻게 뺀 살인데. 목표 체중이 표시된 체중계를 본 순간 우리는 벅찬 기쁨과 함께 방심하게 됩니다. 다이어트 기간 동안 참았던 온갖 음식들이 떠오르면서 다이어트 성공 기념 만찬을 즐기기도 합니다. 미뤄 두었던 약속을 잡고 불과 며칠 만에 다이어트를 하기 전의 생활로 돌아가 버립니다. 이런 모습이 체중만 줄이는 다이어트를 한 사람들의 모습일 것입니다. 하지만 앞에서 알려 드린 지식들을 기억하면서 건강한 식습관으로 바꾸기 위한 노력을 90일 동안 지속해 왔다면 그런 일은 생기지 않을 것입니다. 이미 좋은 식습관을 갖게 된 몸은 건강한 상태가 되어 호르몬이 정상적으로 작동하고, 우리의 입맛 또한 건강하게 바뀌었기 때문입니다. 그러므로 요요를 만나지 않는 가장 확실한 방법은 시간이 조금 더 걸리더라도 건강한 방식으로 체지방을 감량해 내는 것입니다.

요요의 반복은 살찌는 체질로 바뀌는 신호

그럼에도 불구하고 요요를 경험하는 경우도 있습니다. 다이어트를 하다가 정상 체중이 되기 전에 멈추는 경우입니다. 체지방이 너무 많은 상태라면 한 번에 정상체중으로 줄이기는 힘듭니다. 그래서 체중이 어느 정도 줄어들면 잠시 쉬었다가 다시 하겠다고 마음먹습니다. 하지만 그런 사람일수록 이번에 끝장을 보겠다는 마음이 아니면 섣불리 다이어트를 시작하면 안 됩니다. 몸의 기능은 아직 정상으로 회복되지 않았는데 중간에 멈추고 다시 예전의 식습관으로 돌아가는 순간 기다렸다는 듯이 빠른 시간 안에 몸무게 역시 원래대로 돌아가 버릴 것입니다. 어쩌면 시작보다 더 체중이 늘어날 수도 있습니다. 그러면 다음에 다시 다이어트를 시도할 때는 더 힘들어지게 됩니다. 그러므로 뺐다 쪘다를 반복하지 말고 한 방에 끝내야 합니다.

어떤 사람들은 다이어트를 어려워하지 않습니다. 마음만 먹으면 짧은 기간의 노력으로 쉽게 살이 빠지는 경험을 했기 때문입니다. 그런데 그 과정이 반복되면 어느 순간부터 그 정도의 노력으로는 몸이 반응하지 않게 됩니다. 먹는 양을 며칠간 줄여 봐도 1~2킬로그램을 빼는 것조차 쉽지 않습니다. 다이어트가 반복되면 몸은 점점 대사량을 줄이게 되고 적은 에너지로 살아갈 수 있도록 다시 세팅되기 때문입니다. 그러므로 긴 시간을 들여 바꾸어 낸 이 좋은 변화를 잘 유지할 수 있도록 노력해야겠습니다.

유지기간도 다이어트 기간이다

그러기 위해서는 유지기간이 반드시 필요합니다. 감량 목표를 달성한 순간부터 90일 동안을 유지기간으로 잡습니다. 감량한 기간과 같습니다. 우리가 다이어트 기간을 정할 땐 유지기간을 포함해서 계획해야 합니다. 유지 기간 동안에는 우리 몸이 줄어든 체중에 적응할 수 있도록 가급적 체중의 변동이 없어야 합니다. 너무 어려워하지 않아도 됩니다. 일정한 시간에 일정한 양의 음식을 먹고 다이어트 기간 동안 해오던 운동을 하는 루틴이면 충분합니다. 어쩌다 한 번쯤 치팅 데이가 있었다면 바로 다음 날 식사량 조절에 들어가면 됩니다. 이렇게 큰 변동 없이 일정한 체중을 3개월 동안 유지한다면 그 이후부터는 몸이 항상성을 발휘하여 같은 체중을 유지하려 할 것입니다. 빠진 체중이 드디어 나의 진짜 체중이 되는 것입니다.

대부분의 사람들이 심하게 아팠을 때, 너무 힘들게 몸을 혹사시켰을 때, 마음고생이 심했을 때 체중이 훅 빠졌던 경험이 있을 것입니다. 이때 몸은 힘들었지만 아이러니하게도 줄어든 체중계 숫자에 잠시 기분이 좋지 않았나요? 그런데 그 살이 빠진 상태가 계속 되었으면 좋겠지만 잠깐에 그칠 뿐입니다. 회복이 되어 다시 정상적인 식사를 하는 순간 바로 원래대로 돌아오게 됩니다. 반대로 명절이나 여행 중에 많은 음식을 먹었을 때도 마찬가지입니다. 이삼일의 과식으로 인해 체중이 늘어났다 해도 다시 정상적인 식사를 하면 며칠 후 원래대로 되돌아옵니다. 이것이 바로 항상성입니다. 내 몸이 기억하는 체중으로 돌아오려고 하는 항상성은 정체기에는 우리를 힘들게 하는 불청객이지만 유지기간을 잘 넘기고 나면 쉽게 체중을 유지할 수 있게 해 줍니다.

절대로 무시하면 안 되는 1킬로그램의 경고
- 눈바디와 인바디를 체크하자

유지기간 중에는 체중계와 친해져야 합니다. 아침 공복 상태에서 화장실에 다녀온 후 가벼운 옷을 입고 체중을 측정합니다. 물론 전날의 식사량과 컨디션, 생리주기, 배변에 따라 약간의 오차는 있을 수 있습니다. 저는 한 달 내내 일정한 체중을 유지하지만 생리 기간 중에는 1~1.5킬로그램 정도가 늘어나고 그 기간이 끝나면 다시 원래대로 돌아옵니다. 체중을 매일 체크하다 보면 자신만의 리듬이 보일 것입니다. 일단 전날의 측정치보다 조금 올라갔다면 다음 날은 더 주의 깊게 관찰해 봅니다. 만약 1킬로그램 이상 올라간 상태가 며칠간 지속된다면 즉시 다이어트 식단으로 전환해서 빠르게 원래대로 되돌려 놓아야 합니다. 체중계가 알려 주는 1킬로그램의 경고를 무시하지만 않는다면 평생 원하는 체중을 유지하면서 살 수 있습니다.

체중계와 더불어 눈바디와 인바디를 체크해 봅니다. 체성분을 측정하는 인바디는 우리 몸의 체지방률을 알려 줍니다. 같은 체중을 계속 유지하더라도 식습관에 따라 지방과 근육의 비율이 바뀔 수 있으니 한

두 달에 한 번쯤은 꼭 인바디로 체성분을 측정해 보는 것이 좋습니다. 또 집에서 거울에 비친 내 모습을 수시로 점검해 보는 것도 좋습니다. 눈으로 보는 인바디라는 의미로 눈바디라 부릅니다. 눈바디를 점검할 땐 특히 복부사이즈를 주의 깊게 살펴봅니다. 눈으로 보았을 때 복부 사이즈의 변화가 있다면 체지방률이 올라갔을 가능성이 있으니 단백질을 잘 챙겨 먹고 유산소 운동을 조금 더 해 줍니다.

호르몬이 변화하는 순간을 조심하자
- 수면 부족, 스트레스, 생리기간

항상성을 잘 유지하던 몸이 어느 순간 불안정하다고 느껴질 때가 있습니다. 잠이 부족하거나 스트레스를 많이 받을 때가 그렇습니다. 호르몬의 리듬이 깨지면서 갑자기 식욕이 폭발하기도 합니다. 특히 달콤한 탄수화물에 대한 욕구가 커질 수 있습니다. 이럴 땐 호르몬의 변화를 자각하는 것이 중요합니다. 내 몸의 변화를 알아채고 원인을 파악해서 그로 인해 폭발하는 식욕을 잠재우기 위해 슬기롭게 대처해야 합니다.

대처하는 방법으로 몇 가지를 제시하니 한 번 적용해 보기를 바랍니다. 충분한 식사를 했음에도 불구하고 이유 없이 식욕이 폭발할 땐 일단 물을 많이 마시거나 따뜻한 차를 마십니다. 반신욕이나 족욕을 하는 것도 좋은 방법입니다. 바깥 공기를 마시며 야외를 걷거나 땀을 흘리는 운동을 하면 호르몬이 안정화될 수 있습니다. 그래도 식욕이 가라앉지 않아 꼭 무언가를 먹어야만 할 것 같을 땐 삶은 달걀이나 아몬드, 단백질 쉐이크 등의 단백질 음식이나 토마토, 오이, 파프리카 등의 채소를 섭취합니다.

여성이라면 생리기간 중에 식욕이 폭발하는 것을 많이 경험할 것입니다. 이 현상은 매우 당연합니다. 몸에서 피가 빠져 나갔으니 다시 채워 넣으라는 신호를 보내는 것이니까요. 그러니 칼로리만 넘치는 음식보다는 몸이 필요로 하는 영양소가 들어간 음식을 먹는 것이 좋습니다. 식욕의 정체를 잘 간파해 내어야 그 원인을 해결할 수 있고 식욕을 멈추게 할 수 있습니다. 몸이 필요로 하는 영양이 채워지지 않고 칼로리만 들어오면 몸은 계속 식욕의 형태로 부족함의 신호를 보낼 수밖에 없습니다. 갓난아기가 모든 욕구를 울음으로 표현하는 것처럼 말입니다. 생리 기간 중에는 부종으로 인해 일시적으로 체중이 증가한 것처럼 보이기도 합니다. 진짜 체중이 올라간 것은 아니니 너무 스트레스 받지 말고 지나가면 됩니다.

제13강 **핵심정리**

1. 다이어트 기간 = 감량기간 + 유지기간
2. 1킬로그램의 경고를 무시하지 않으면 평생 같은 체중으로 유지가 가능하다.
3. 호르몬이 변화하는 순간을 조심해야 한다.
   · 수면 부족, 스트레스, 생리기간

 ## 제13강 **실천과제**

1. 거울 앞에서 전신사진 찍어 보기
2. 호르몬이 변할 때 나의 몸에 어떤 반응이 일어나는지 생각해 보기

평생 지속 가능한 식단

　유지기간에는 어떤 음식을 얼마나 먹어야 하는지 궁금할 것입니다. 유지기간도 역시 다이어트 기간이라 했으니 기초 대사량을 기준으로 한 식단을 계속 해야 하는 것이 아닐까 하는 의문이 생길 것입니다. 하지만 너무 긴 기간 동안 계속해서 양을 줄여 먹어서는 안 됩니다. 다이어트에도 출구 전략이 필요합니다.

　평생 적게 먹어야만 날씬한 몸이 유지된다면 얼마나 슬픈 일이겠습니까. 날씬한 체조 선수들이나 발레리나를 예로 들어 보겠습니다. 하루 종일 강도 높은 운동을 하고 춤을 추지만 식사량은 매우 적다고 합니다. 그렇게 많은 칼로리를 소비하는데도 불구하고 어째서 적게 먹어야만 그 몸이 유지되는 걸까요? 그 이유는 적은 양의 음식으로 대사가 이루어지도록 몸이 프로그래밍 되었기 때문입니다. 그래서 너무 오랜 기간 동안 음식을 줄인 상태를 지속하는 것은 바람직하지 않습니다. 감량 목표에 도달하게 되면 섭취량을 기초 대사량이 아닌 하루 대사량으로 다시 늘려 주어야 합니다. 식사량을 늘렸을 때 체중이 다시 늘어나는 것 같으면 음식의 섭취량을 줄이기보다는 활동량을 조금 더 늘려서 유지하는 것이 좋습니다.

신진대사량을 기억하자
- 하루에 대사 가능한 양이 하루 섭취량이다

이젠 신진대사량이 익숙해졌을 것입니다. 그 공식대로라면 매일 하루에 대사할 수 있는 양만큼만 음식을 섭취한다면 절대로 살이 찌지 않게 됩니다. 그런데 기억할 것은 하루 대사량이 그리 많지 않다는 것입니다. 평균적인 키와 몸무게를 가진 여성의 경우 살이 찌지 않으면서 먹을 수 있는 양은 2,000칼로리 정도입니다. 한식을 기준으로 했을 때 밥 한 공기를 포함한 한상차림이 약 700칼로리 정도이므로 잘 차려진 한식 한상을 세끼 먹었다면 간식이나 군것질을 하면 안 되는 것입니다. 물론 앞에서 배운 방식대로 건강하게 살을 뺐다면 이 정도 먹었을 때 다른 음식은 먹고 싶지 않을 것입니다. 또한 렙틴과 인슐린의 작용이 건강하면 포만감의 신호가 민감하게 오기 때문에 쉽게 젓가락을 내려놓게 될 것입니다. 나의 렙틴이 건강하게 작용하는지는 뷔페에 가보면 확실하게 알 수 있기도 합니다. 과거에는 일곱 접시도 거뜬히 먹었다면 이젠 세 접시 이상은 도저히 먹을 수 없게 될 테니까요. 식욕이 체중을 알아서 조절해 줄 때까지는 하루 섭취량을 지키도록 노력해야 합니다.

상식적으로 생각하면 답이 보인다

유지기간에는 이미 다이어트가 끝났다고 생각하는 사람들이 많기 때문에 금지되었던 음식을 마음 놓고 마구 먹는 경우가 있습니다. 이 경우는 조금 심하게 말해서 깨끗하게 청소된 몸에 쓰레기를 넣어 주는 것과 같습니다. 깨끗하게 샤워하고 흙탕물을 뒤집어쓰는 것과도 같습니다. 그러므로 가급적이면 건강한 음식을 위주로 먹는 습관을 유지해야 합니다. 어떤 음식이 건강한 음식일까요? 앞에서 배운 기준을 적용하면 되지만 그 기준이 정확히 생각나지 않더라도 상식적으로 생각해 보면 알 수 있습니다. 패스트푸드가, 가공식품이, 야식이 건강에 좋지 않다는 것을 이미 우리는 잘 알고 있기 때문입니다.

운동습관 만들기

건강한 식단의 유지와 더불어 운동습관을 이어가는 것 또한 매우 중요합니다. 간혹 다이어트 기간 동안에는 운동을 열심히 하다가 목표를 달성하고 나면 더 이상 지속하지 않는 사람들이 있습니다. 그러나 건강하게 살기 위해서는 반드시 운동을 해야 합니다. 운동의 효과에 대해서는 앞에서 이미 다 이야기했기 때문에 운동을 지속할 수 있는 방법에 대해 알려 드리겠습니다.

다음 목표가 필요하다

운동을 지속하기 위해서는 감량 목표를 달성한 이후에 다음 목표가 필요합니다. 그 목표는 우리가 열심히 운동을 지속할 수 있게 하는 동력이 될 것입니다. 어떤 목표들을 설정할 수 있을까요?

제가 가장 먼저 추천하는 목표는 바디프로필 촬영입니다. 바디프로필은 마음만 먹으면 누구나 찍을 수 있습니다. 다이어트에 성공한 최고의 모습을 사진으로 남겨 보면 어떨까요? 그러기 위해서는 체중만 줄이기보다는 몸을 더 아름답게 만들려는 노력을 하게 됩니다. 살을 빼려는 목적일 때와는 다르게 몸의 라인을 아름답게 만들기 위해서는 매일 자신의 몸을 주의 깊게 관찰하고 부족한 부분을 다듬기 위한 운동을 하게 됩니다. 따라서 운동을 열심히 할 수밖에 없습니다. 이렇게 운동을 하면서 어제보다 오늘 더 나아지려는 자신을 발견하게 됩니다. 그러한 새로운 도전이 일상에 활력을 줄 것입니다.

각종 대회에 참가하는 목표를 세워 보는 것도 좋습니다. 예를 들면 전국 각 지역마다 크고 작은 마라톤 대회가 열리는데, 짧은 코스부터 풀코스까지 다양하게 선택할 수 있기 때문에 초보 러너도 얼마든지 참가할 수 있습니다. 또 운동을 배워 보거나 자격증에 도전하는 방법도 있습니다.

그 외에도 매일 한 시간 운동을 한 달간 지속하기, 2주 복근운동 챌린지 등 혼자만의 목표를 세워서 실천해 보는 것도 좋은 방법입니다.

혼자 하지 말고 함께 하자

운동을 하겠다고 마음먹고 헬스클럽에 등록했는데 집을 나서기까지 엄청난 갈등을 겪기도 합니다. 갈까 말까 계속 고민을 하지만 막상 나서기만 하면 운동하는 시간은 즐거웠던 경험이 누구에게나 있습니다. 그렇지만 다음 날이 되면 또 갈등이 반복됩니다. 1년 회원권을 등록했지만 나중에 따져 보면 3개월도 채 다니지 않은 경우가 많습니다. 운동 시설에 가지 않고 집에서 홈 트레이닝을 할 때도 마찬가지입니다. 할까 말까 수도 없이 망설이게 됩니다. 이런 상황은 간단하게 해결할 수 있습니다. 혼자 하지 말고 누군가와 함께 하는 것입니다. 운동을 함께 다니면 가장 좋겠지만 그럴 수 없다면 앞서 언급한 온라인 커뮤니티를 활용하길 적극 추천합니다. 정말 많은 사람들이 습관처럼 매일 운동을 하고 있습니다. 매일 인증을 올리고 서로 응원해 줍니다. 운동을 하기 싫은 날에도 다른 사람들의 인증에 자극을 받아 나도 해내고 맙니다. 운동하는 습관을 들이기 위한 여러 가지 장치를 만든다면 매일 운동하는 것이 당연해지는 날이 올 것입니다. 운동을 못 하는 상황이 되면 오히려 운동을 하고 싶어서 몸이 근질근질해질지도 모릅니다.

제14, 15강 **핵심정리**

1. 유지기간 섭취량 - 하루 대사량
2. 운동 습관 만드는 방법
   · 운동 목표 정하기 - 바디프로필 촬영 목표, 대회 참가 목표, 운동을 배우는 목표, 자격증 취득 목표
   · 함께 운동하기 - 온라인, 오프라인 커뮤니티 참여

 제14, 15강 **실천과제**

1. 하루 동안 섭취량을 하루 대사량에 맞춰 보기
2. 나만의 운동 목표 정하기
3. 내가 되고 싶은 몸의 이미지를 찾아보기

다이어트 초급자

1. 처음 15일 동안

하루 3회 식사를 일정한 시간에 충실하게 챙겨 먹는 것으로 시작합니다.

섭취량은 하루 대사량입니다. 보통 키의 여성일 때 약 2,000칼로리 정도입니다.

물 마시는 양을 2리터 정도로 늘려 봅니다.

간식은 절대로 먹지 않습니다.

운동은 하루 3회 스트레칭을 합니다.

2. 다음 15일 동안

섭취량을 기초 대사량으로 낮춥니다. 보통 키의 여성일 때 약 1,200칼로리 정도입니다.

단백질은 체중을 그램으로 환산한 만큼의 양을 3~4회로 나누어 먹습니다.

탄수화물 섭취량은 100~150그램으로 맞춰 봅니다.

절대로 먹지 말아야 할 음식을 모두 끊어 봅니다.

잠을 일찍 자도록 노력합니다.

운동은 하루 30분 이상 실시합니다. 추천 운동으로는 걷기, 실내바이크 타기, 유튜브 영상 중 유산소운동 따라 하기입니다.

3. 남은 60일 동안

식사량을 기초 대사량으로 유지합니다.

단백질 섭취량은 체중의 1.5배를 그램으로 환산한 만큼으로 늘려 봅니다.

탄수화물 섭취량은 100그램 이하로 줄입니다.

식이섬유를 20그램 이상 섭취하려고 노력합니다.

좋은 지방을 챙겨서 먹습니다. (MCT 오일이나 올리브 오일, 아보카도 등)

먹지 말아야 할 음식을 절대로 먹지 않습니다.

운동은 30분 유산소 운동에 30분 근력운동을 추가합니다. 스쿼트, 런지, 덤벨 운동, 타바타 운동, 유튜브 영상 중 유산소 근력운동을 추천합니다.

다이어트 숙련자

1. 처음 15일 동안

섭취량을 기초 대사량으로 합니다. 보통 키의 여성일 때 약 1,200칼로리 정도입니다.

단백질은 체중을 그램으로 환산한 만큼의 양을 3~4회로 나누어 먹습니다.

탄수화물 섭취량은 100~150그램으로 맞춰 봅니다.

절대로 먹지 말아야 할 음식을 모두 끊어 봅니다.

잠을 일찍 자도록 노력합니다.

운동은 하루 30분 이상 실시합니다. 추천 운동으로는 걷기, 실내바이크 타기, 유튜브 영상 중 유산소운동 따라 하기입니다.

2. 다음 75일 동안

식사량을 기초 대사량으로 유지합니다.

단백질 섭취량은 체중의 1.5배를 그램으로 환산한 만큼으로 늘려 봅니다.

탄수화물 섭취량은 100그램 이하로 줄입니다.

식이섬유를 20그램 이상 섭취하려고 노력합니다.

좋은 지방을 챙겨서 먹습니다. (MCT 오일이나 올리브 오일, 아보카도 등)

먹지 말아야 할 음식을 절대로 먹지 않습니다.

운동은 30분 유산소 운동에 30분 근력운동을 추가합니다. 스쿼트, 런지, 덤벨 운동, 타바타 운동, 유튜브 영상 중 유산소 근력운동을 추천합니다.

다이어트 아카데미를 끝내며

이 책을 쓰겠다고 결심한 것은 작년 이맘때였습니다. 어느덧 1년이란 시간이 흘렀습니다. 처음에는 책을 쓰는 작업이 어렵지 않을 거라고 생각했습니다. 왜냐하면 몇 년 동안 수도 없이 했던 강의였고 주제와 관련한 내용들은 언제든지 몇 시간이고 말할 수 있었기 때문입니다.

막상 책을 쓰기 시작하니 제가 얼마나 오만했는지 깨달을 수 있었습니다. 활자로 찍어 낸다는 것의 무게감이 저를 짓누르면서 진즉 마무리했어야 할 원고를 오래도 끌었습니다. 이 책을 읽을 독자들을 생각하니 단어 하나 문장 하나에도 책임감이 느껴져서 포기할까 말까 몇 번을 고민했습니다.

올해 중학생이 되는 딸아이가 초등학교 3학년 때였을까요? 한번은 학교에서 본 쪽지 시험을 망쳤다고 서럽게 우는 겁니다. 백점을 맞고 싶었다고 하길래 다음에 열심히 공부하면 된다고 말했더니 공부는 너무 하기 싫다는 겁니다. 공부는 하기 싫은데 백점을 맞고 싶다니…. 말도 안 되는 소리에 어이없기도 했지만 너무 귀여워서 꼭 안아 주었습니다. 그런데 책을 쓰면서 제가 그 말도 안 되는 생각을 하고 있다는 걸 깨닫게 되었습니다. 글쓰기를 한 번도 배워 보지 않았고 책을 쓰기 위한 공부도 부족했는데 짧은 시간에 좋은 책을 쓰고 싶다고 생각했던 겁니다. 말 그대로 도둑놈 심보였다고나 할까요. 이후 마음을 가다듬고 시간이 걸리더라도 정성을 다해 진심을 담아서 써 보자고 마음먹었습니다. 그리고 지금 이렇게 마무리 글을 쓰고 있습니다.

읽고 또 읽고를 얼마나 반복했는지 모르겠습니다. 나의 국어실력이 이렇게 형편없었나 싶고 미흡한 내용일까 봐 너무 걱정되기도 하지만 처음 쓴 책이니만큼 독자 여러분이 이해해 주실 거라 믿기로 했습니다.

제 인생 50년 중에 가장 큰 도전이었다고 생각됩니다. 이 도전을 끝까지 해내기까지 옆에서 끊임없이 저를 응원해 주신 분들이 있습니다. 먼저 저의 사랑하는 남편, 할 수 있다 격려를 아끼지 않았고 마지막까지도 교정을 함께 보느라 고생이 많았습니다. 컴퓨터에 능하지 못한 저를 도와주신 사랑하는 예산의 친구들, 저를 위해 바쁜 시간을 쪼개어 기꺼이 내 일처럼 도와주셨습니다. 정성스러운 강의 후기를 남겨주신 수강생들께도 감사드립니다. 또 다이어트 아카데미를 함께 운영하고 있는 우리 멘토들과 코치들, 고맙고 또 고맙습니다.

실제 다이어터들과 가장 가까이에서 일하는 사람으로서 느끼는 것이 있습니다. 아무리 이론이 훌륭하다고 해도 실천 방법이 어렵다면 오래 지속하기 힘들다는 것과, 아무리 의미가 좋을지라도 어려운 말로 된 설명은 이해하기 힘들다는 것입니다. 가장 쉬운 말로 가장 이해하기 쉽게 건강과 다이어트를 이야기하기 위해 노력했습니다. 저보다 훌륭한 분들의 책과 강의에서 배운 내용들 중 정말 필요하다고 생각되는 내용들만을 정리하려고 노력했습니다. 이 책을 읽는 많은 분들께 실질적인 도움이 되기를 진심으로 소망합니다. 저는 앞으로 책을 쓰는 동안 느꼈던 많은 부족함을 더 채우기 위해 끊임없이 노력하겠습니다. 끝까지 읽어 주서서 고맙습니다.

2023년 1월 제주도 가족여행 전날 밤에
다이어트 멘토 남현정 씀

참고 도서

조한경, 『환자 혁명』

벤저민 빅먼, 『왜 아플까』

데이브 아스프리, 『최강의 식사』

스티븐 R. 건드리, 『플랜트 패러독스』

스티븐 R. 건드리, 『오래도록 젊음을 유지하고 건강하게 죽는 법』

박찬영, 『해독의 기적』

바니 하리, 『내 몸을 죽이는 기적의 첨가물』

윌리엄 레이몽, 『식탁의 배신』

존 레이티, 에릭 헤이거먼, 『운동화 신은 뇌』